# うつ・パニックは「鉄」不足が原因だった

藤川徳美



光文社新書

# はじめに

## 女性患者の大半は深刻な鉄不足に陥っている

私は精神科の医師です。広島で心療内科クリニックを開院しており、患者さんの多くは「気分の落ち込みが続いている」「学校や会社に行けない」などの不安定な症状を訴えて来院されます。

当院ではそうした患者さんに対して、栄養療法を中心とした治療を行っています。治療の第一歩として行っているのが、「フェリチン値を測定する」ということです。これは通常の心療内科では行われていないと思います。

フェリチンとは、鉄を貯蔵できるタンパク質のことで、フェリチン値が表すのは、「体内にどれだけ鉄分がストックされているのか」ということです。じつは、心療内科を受診する患者さんのうち、とくに女性の中に、そのフェリチン値が著しく低い方が多いのです。気分の落ち込みがひどい方ほど、体内の鉄分貯金箱は〝空っぽ〟、つまり、深刻な鉄不足がみられます。

「心療内科と鉄不足の検査に何の関係があるのか?」と不思議に思われるかもしれません。

私も以前は、ごく一般的な精神科治療を行っていました。一般的な精神科の治療とは、薬物療法、心理療法、環境・社会療法を指します。2008年にクリニックを開院するより前、大学病院や国立病院などに勤務していたころです。

当時は臨床研究も熱心に行い、学術論文も積極的に執筆していました。筆頭著者としての論文だけを数えても、百本程度は書きました。全国に約1万5千人いる精神科医の中でも、自分より論文を書いている人は稀《まれ》ではないかと思います。

1990年ごろからは、MRIを用いた老年期うつ病研究を行い、「老年発症のうつ病には、MRIで発見される微小脳梗塞《のうこうそく》が多い」という事実を世界に先駆《さきが》けて発見しました。このテーマに関する論文は、とくに数多く残しています。

また、精神薬理研究も数多く手がけ、どのような薬物療法を行えば症状の改善ができるかについて熟考し、治療を行ってきました。病院の医師仲間の間では「薬の使い方がうまい」と評判だったものです。

## 「寛解（症状が出ない）」には至っても、「完治」しない

しかし、うまいといわれた私がどんなに頑張っても、薬物治療を中心とした一般的な治療では改善しない患者さんがいました。また、うつ病であれば、薬物によって抑うつの症状を緩和させ、「寛解《かんかい》（病気の症状がほとんどなくなったものの、完全に治癒したわけではない状態）」と呼べるまで改善はできるものの、薬物を必要としなくなる「完治」にはなかなか至りません。

クリニックを開院してからは、勤務医時代よりもかなり多くの患者さんを診察するようになり、その分、治らない患者さんや、「寛解」までには至っても「完治」に至らない患者さんが多いことに、強いジレンマを感じていました。

## 栄養療法で自らの体調不良も改善

そうした中、私は２０１１年に、糖質制限という食事療法について知ることになりました。

この分野の先駆者である京都・高雄病院の江部康二先生の本を読んだことがきっかけです。

じつはそのころ、私自身も体調の変化に悩んでいました。勤務医時代には、大きな病院内をあちこち歩き回りながら仕事をしていましたが、開業してからは、診療時間のほとんどを診察室で過ごすこととなり、運動不足に陥ってしまったようです。体重は7kg近く増加し、肝機能の状態を表すγ－GTP（ガンマ・ジーティーピー）も上昇、中性脂肪も上昇がみられました。忙しい日々の中で、疲れやすさも増していました。

私は江部先生の本を読み、糖質制限の理論に納得しました。もともと新しいものが好きで、良いと思ったものは何でもトライしてみる「試したがり屋」の私は、さっそく自分でも、糖質制限を実践しました。それまで好物だったラーメンやうどんも食べるのをやめて、肉や魚、卵を中心とした食事に変えたのです。

すると、6カ月ほどで10kgの体重減に成功し、γ－GTPも中性脂肪も、正常値に戻りました。以前より格段に元気に働けるようになりましたし、春先にはいつも煩《わずら》わしい思いをしていた花粉症も、その年の春にはほとんど症状が出なかったのには驚きました。現在では花粉症はほとんど治っています。

私は自らの体を通して「これは効果がある」と実感し、関連図書を読み漁りました。とくに、これまでほとんど関心を向けていなかった「分子栄養学」について書かれた本、三石巌《いわお》先生、溝口徹先生、姫野友美先生などの著書は、読むたびに、目からうろこが落ちました。

そこでようやく、精神科治療において、「鉄不足」や「タンパク質不足」を改善することがどれだけ大切かということに気が付きました。

## 精神医学の教科書に「食事のこと」は登場しない

内科であればともかく、精神科の医師の多くは、「栄養学、および栄養療法」から離れたところで診療をしているでしょう。精神医学の教科書に、食事のことは一切書いてありません。そもそも医学部では、栄養学についてほとんど教えていないのです。

現代の医学は「栄養は満たされている」ということが前提で話が進んでいますから、私もその前提を信じていました。自ら何冊もの一般書（論文ではなく一般書というところが重要です）を読んで学び、栄養療法の価値に気付くまで、まさかその前提が間違っているなどと考えたこともありませんでした。

しかし、「栄養は足りていなかった」のです。食べ物は溢《あふ》れていますから、「量的」に足りないのではありません。「質的」に足りなかったのです。現代人は「質的な栄養失調に陥っている」という問題に気が付きました。つまり、多くの人が、糖質過多、必須アミノ酸不足（タンパク不足）、必須脂肪酸不足、ビタミン不足、ミネラル不足という状態に陥っているのです。

こうして私は、うつやパニック障害とフェリチン値の関係を理解し、クリニックを訪れる女性患者を対象に、血液検査を実施してみたところ、うつやパニック障害に悩む方のフェリチン値が、著しく低いことが明らかになりました。そして、フェリチン値の低い患者さんの一部に、「高タンパク・低糖質食＋鉄剤」を基本とした栄養を摂《と》っていただいたところ、驚くような症状の改善がみられたのです。

本当に、うつ・パニック障害の症状がみるみる完治していきました。

手応えを得た私は、２０１２年４月より、栄養療法を取り入れた治療を本格的に始めました。以降、「タンパク質＋鉄」の摂取で、うつ・パニック障害が劇的に良くなるという臨床結果を次々に得ています。

## 重要な元素「鉄」の不足と心の病との関係

「これは大変なことだ。どうにかして世に知らせないといけない」

これが本書の執筆の動機です。

私と同様に、鉄不足と心の病の関係を発信している医師もいらっしゃいますが、まだまだ広まっていません。貧血改善を啓蒙する情報もありますが、鉄不足の「量」の認識が、まだまだ甘いと思います。必ずといっていいほど「鉄過剰症《てつかじょうしょう》に注意」と書かれていますので、摂っているつもりでも、量が足りていないのです。

本書では、心療内科クリニックでの臨床を基に、「タンパク質＋鉄」の摂取の重要性を訴えることに加えて、元素としての鉄が地球や生命の発生に深く関係し、人が生きていく上で重要なエネルギー代謝のカギを握る物質であることなども紹介していきます。

さらには、糖質制限を踏まえて、これからの医療のあり方、パラダイムシフトの必要性についても述べていきます。精神科医はもちろんのこと、うつやパニック障害の薬を手放せないで苦しんでいる患者さんにお読みいただいて、糖質制限と、「タンパク質＋鉄」を摂取することの重要性を、ぜひともご理解いただきたいと思います。

私は現在、思うところがあり、以前はあれほど書いていた論文を書いていません（理由は本文で説明します）。栄養療法の実際については、3年前からFacebookを通じて情報を発信するようになりました。

現在の精神科治療は、「寛解」を目指してはいますが、「完治させる」治療を行っていません。「完治を目指す」ことすらしていないのです。

質的な栄養失調を改善させれば、多くの疾患が完治可能、薬物の量も劇的に軽減できるはずです。完治させる治療を行っていない既存の精神科治療は、根本的にパラダイムが間違っていると判断しています。

## 「完治」を目指す医療こそが、患者のための医療

体が弱かった幼少期、高熱が出ると母親に連れられ、小児科医院や内科医院の医師に診てもらいました。熱にうなされている私を治そうと、熱心に診察してくれる医師の存在をありがたく感じました。そして漠然と、人の病気を治す仕事にあこがれるようになりました。

進学校の高校に入学後、長距離通学のために無理が重なり、体調を崩しがちになりました。見かねた祖母が、高校の近くに家を借り、一緒に住んで親代わりとなってくれました。毎日の食事に配慮するなどの気づかいと優しさに支えられ、勉強を頑張った結果、「医師になること」が具体的な目標となっていきました。

医学部時代、多くの脳の病気が原因不明であることが気になりました。それを自分で解明できるなどとはまったく考えてはいませんでしたが、「脳の病気を治す研究をしたい」と思

いました。そして、幼少期に高熱に苦しむ中で頼りにした医師の姿に自分を重ね合わせ、「地域の人に信頼してもらえる医師になりたい」と決意したことは、忘れたことがありません。

厚生労働省の患者調査によると、うつ・パニック障害を含めた気分障害患者数は、1996年には43・3万人、2002年には71・1万人、2005年には92・4万人、2008年には104・1万人と、著しく増加しています。

メンタルヘルスは社会問題です。治療に関しては、薬物療法や多様な心理・行動療法があり、自分に合った方法を見つけることが推奨されています。とくにうつは、「こうすれば絶対に治る」とはいえないというのが一致した意見です。

しかし、「身体に必要な栄養を摂る」という土台を素通りしていては、どのような療法も芳しい結果は出ないのではないかと思います。私のクリニックを訪れる患者さんの中には、鉄分の処方だけで、次の診察のときにはリラックスした笑顔を見せてくれる方が大勢います。

患者さんのための医療、それはとりもなおさず完治を目指す医療です。「高タンパク・低糖質食＋鉄剤」が、それを可能にするのです。

藤川　徳美

うつ・パニックは「鉄」不足が原因だった　目次

## 第2章 「鉄・タンパク不足」を伴う不安・うつ・パニック障害治療の実際 45

## 第5章　医師はなぜ栄養について知らないのか
### ——治療の旧パラダイムから新パラダイムへ　160

構成・林口ユキ

# 第1章　日本女性の8割は鉄が空っぽだった
## ——うつ・パニック障害は「鉄・タンパク不足」が原因

### ヘモグロビンは財布のお金、フェリチンは貯金額

「貧血に悩む女性は多い」ということは、皆さんもよく耳にされると思います。

貧血にはいくつかの種類がありますが、最も多いのが「鉄分欠乏性貧血」です。

血液が赤いのは、赤血球が赤いからであり、その中に含まれるヘモグロビンが赤いからです。ヘモグロビンは、鉄を中心として作られており、呼吸を通して取り入れた酸素を体の隅々《すみずみ》まで運ぶという重要な役割を担っています。そして運ばれた酸素を用いて、体の隅々で

生きるためのエネルギーが作り出されますが、そのときにも鉄の働きが欠かせません。この働きを担《にな》えるのは鉄だけなのです。

鉄不足の指標となるのは「フェリチン値」です。

一般の健康診断などで、貧血状態か否かの指標となるのは「ヘモグロビン値」ですが、フェリチンとヘモグロビンはどう違うのでしょうか。フェリチンについては本書でたびたび出てきますので、大前提としてご説明します。

貧血とは、赤血球の中にあるヘモグロビンが不足している状態をいいます。ヘモグロビンを作る材料が鉄とタンパク質であることから、鉄とタンパク質が不足すると血液中のヘモグロビン値が低下し、「酸素を体の隅々まで運んで二酸化炭素を回収する」という赤血球の働きが弱くなるため、酸素不足となり、貧血が起こりやすくなります。

一方、フェリチンは、内部に鉄を蓄《たくわ》えることができるタンパク質で、肝細胞などを中心として全身に分布しています。血液中の鉄分が不足すると、フェリチンに蓄えていた鉄分が放出され、血液中の鉄分量を調整します。

仮に、ヘモグロビン値が正常であったとしても、フェリチン値が低下していれば、鉄の貯金が減っていることになり、鉄不足の症状が出ます。ヘモグロビン値は正常でも、フェリチン値が低い場合を「潜在性鉄欠乏症」といいます。一見しただけでは貧血を見逃すことから、「隠れ貧血」とも呼ばれます。

お金にたとえて、ふだん使う財布のお金をヘモグロビン、貯金分をフェリチンということもあります。つまり、貯金分まで含めないと、本当の家計の状態はわからないのです。体内の鉄分量を知るためには、ヘモグロビン値だけでなく、フェリチン値を知ることが肝心なのです。

もしも蓄えがなければ、ギリギリで家計を回している状態と同じですから、何とか「収入＝鉄分摂取量」を上げていかなくてはなりません。方法としては、鉄分を多く含む食材を食事に取り入れるように指導しつつ、鉄剤および鉄サプリメントを摂取する、緊急の場合には、注射で鉄分を補給するケースもあります。

### 女性の鉄不足に大多数の医師が気付いていない

一方、貧血と同様に、「うつ・パニック障害」も女性の発症率が高いといわれます。当院（ふじかわ心療内科クリニック）の患者さんも8割が女性です。

患者さんが訴える症状は、気分が落ち込む、やる気が出ない、イライラする、息苦しくなる、動悸《どうき》がする、めまいやふらつきがある、倦怠《けんたい》感がある、目覚めが悪い、冷え性、などですが、これらはうつ・パニック障害の症状でありながら、鉄不足の症状とも重なります。

うつ・パニック障害の主な原因は「ストレス」であるとされていますが、実際のところ、心療内科や精神科を受診される女性患者の多くは、潜在的な鉄不足が原因で、うつ・パニック障害の症状が出ているケースが大半です。

患者さんによっては、潜在性鉄欠乏症そのものというケースもありますし、潜在性鉄欠乏症が根底にあり、それがもとになった心身の脆弱《ぜいじゃく》性の上に、うつ・パニック障害を発症しているケースもあります。

ならば、鉄不足を改善するための治療が先のはずですが、一般的な精神科医療の中では、鉄不足を補う治療はほとんど実践されていません。栄養療法を掲げているのは、都心にある一部の知る人ぞ知る病院のみ。一般の心療内科クリニックや精神科病院では、栄養学からのアプローチはほとんどなされていないのが現状です。

一般の精神科では、「食欲のなさ」を問題にすることはあっても、食事内容や摂るべき栄養については、「できれば規則正しく、栄養のバランスが偏《かたよ》らないように注意してください」という程度でしょう。食欲がない患者さんに対して、ストレスを与えないようにと、「まずは好きなものを食べていいですよ」などと指導することもあるかもしれません。

いずれにせよ、一般的に優先されるのは、抗うつ薬や抗不安薬などの薬の処方、そして良心的な医師であれば、認知行動療法やカウンセリングも丹念に行う、という程度だと思います。私も大学病院に勤務している時代はそうでしたから、よくわかります。

しかし、そのままでは、患者さんはちっとも良くなりません。「タンパク質＋鉄」を十分に摂るという指導の結果として、うつ・パニック障害の改善を目の当《ま》たりにした私は、栄養に目を向けず、栄養療法を実践しないのは、医師の勉強不足ではないかとさえ考えるようになりました。

大多数の医師は、女性の鉄不足の実態と、それがもたらす心身不調の深刻さに気が付いていないのです。

第1章、第2章では、私のクリニックでの症例をご紹介しながら、なぜ日本人女性の多くが鉄不足に陥るのかを考察していきます。

## 15～50歳の日本人女性の8割が鉄不足という事実

では、日本人女性の鉄不足の現状をみていきましょう。

表１　日本人女性の年代別のフェリチン値（20〜49歳、N＝775）

| フェリチン値（ng/ml） | 20-29歳 | 30-39歳 | 40-49歳 |
|---|---|---|---|
| 5未満 | 11.4 (%) | 16.8 (%) | 19.1 (%) |
| 5-10 | 12.1 | 15.9 | 16.6 |
| 10-30 | 43.5 | 38.8 | 34.4 |
| 30-50 | 17.1 | 19.0 | 15.9 |
| 50-100 | 15.8 | 8.2 | 11.9 |
| 100以上 | 0 | 1.2 | 1.9 |

出典：厚生労働省「平成20年国民健康・栄養調査」報告書を元に作成
*鉄剤投与中の人、妊娠中の人は除外

厚生労働省が行っている、国民健康・栄養調査の結果（平成20年）をみてみます。「第３部　身体状況調査の結果」の中の、第38表の２に、「フェリチンの分布（性・年齢階級別）」が掲載されています。上の表に示します。

表を見てわかる通り、20〜49歳の女性のうち約70％は、フェリチン値が30以下、約85〜90％は、フェリチン値が50以下という値を示しています。この数値は、ほとんどの人が重度の鉄不足であることを示しています。20代でフェリチン100ng／ml以上（当院ではこれを目標としています）を示す人はゼロ、30〜49歳でもごく稀です。

続いて、当院で測定したデータです。

◇クリニック女性患者の初診時のフェリチン値　15～50歳
10以下………87人　40・1％
11～30………79人　36・4％
31以上………51人　23・5％
（2014年の当院の初診患者の女性のうち15～50歳の217人のデータ）

厚生労働省のデータと同様の割合で、鉄不足がみられました。

当院の患者さんだけが特別、鉄不足患者が多いわけではなく、日本女性全体が深刻な鉄不足に陥っていることがわかります。おそらく日本女性の多くが、心療内科や精神科クリニックにかかっているか否かにかかわらず、何らかの心身の不調を抱えているものと推測されますが、そうした女性の不定愁訴の原因の多くに鉄不足が関わっていると今では私は確信しています。

もちろん、精神疾患の原因としては、職場や家庭でのストレスなどの環境要因が大きいものですし、また、同じように鉄不足でも、症状が出るかどうかは個体差もあります。

ただ、総じていえることは、後でも述べますが、鉄・タンパク不足になると、外部からのストレスに対する心身の脆弱性が生まれてしまうのです。神経伝達物質やホルモンの働きが落ちるばかりではなく、エネルギー代謝自体も滞ることになるからです。

日々の暮らしや仕事の中で、何かショックな出来事や悩ましい事態が起きたとき、すぐに立ち直れる場合と、なかなか立ち直れない場合があるかと思いますが、鉄・タンパク不足の場合には後者に陥りやすくなってしまいます。

## 産後うつの原因――出産で貯蔵鉄は空っぽに

また、先ほどのデータをみると、フェリチン値10以下の女性は、20代女性よりも30～40代女性の方に多くなっています。これは、この年代に、妊娠・出産する女性が多いことと関係しています。妊娠・出産では、胎児に鉄分が移行し、母親の鉄不足がさらに深刻になるからです。

これは「産後うつ」の発症とも関係してきます。産後うつは、妊娠・出産の過程で赤ちゃんに鉄分が多量に移行し（一回の妊娠・出産では、フェリチン値で50に相当する鉄が胎児に移行します）、お母さんの鉄貯蔵が空っぽになってしまっているのが大きな原因であるとみています。

ですから、このように妊娠・出産で多量の鉄が必要になる女性は、若いころから高タンパク・低糖質食を続け、鉄分を補給する必要があります(低糖質食が重要な理由は後で述べます)。

また、そもそも鉄が不足している状態は、不妊の原因になっているともいえます。鉄は高温期に分泌される女性ホルモン(黄体ホルモン)の分泌にも不可欠ですし、排卵障害を予防する働きもあります。また卵細胞の成長にも必要ですし、受精後の胎児の器官形成にも不可欠です。

このため、鉄が不足していると、妊娠しづらくなったり、流産の原因にもなります。後でも述べますが、欧米ではフェリチン値40以下ですと、そもそも妊娠を許可されません。

## 低すぎる日本の基準値——日本女性の99%は鉄不足

現在のところ、日本では、フェリチンの基準値は、男性で21～282ng/ml、女性で5～157ng/mlとされています。

しかし、この基準値では、下限値が低すぎです。

欧米ではフェリチン値100ng/ml以下は鉄不足であるとみなされます。欧米の基準でいきますと、日本女性の99%は鉄不足ということになります。

しかも、日本の大多数の医療機関において、血液の検査で測るのは赤血球数(RBC)とヘモグロビン値(HGB)のみ。フェリチン値までは測定しません。

日本人女性の鉄不足患者のうち、大多数は、ヘモグロビン値は正常値を示す「貧血を伴わない鉄不足」ですから、見落とされてしまうのです。

## 月経が始まってから2～3年で鉄が枯渇

そもそも、人間は、生まれたときから鉄不足なのではありません。赤ちゃんは、たっぷりの鉄を持って生まれてきます。新生児のフェリチン値は200～300もあるのです。

その後、緩やかに減っていき、12歳まではフェリチン値は100～300で推移しますが、女子の場合には、中高生になると激減してしまいます。初潮を迎え、毎月の月経のたびに血液が体内から失われるからです。

健康な女性の場合、１回の月経で失われる鉄は約20～30mgとされています。１日あたりの損失量は０・63mgとなります。これに月経以外での損失０・72mgとを合わせると、女性が１日に失う鉄量は１・35mg／日です。

また、第二次性徴によるホルモン合成が活発化してきますので、原料となるタンパク質、ミネラルが大量消費されることで、鉄の減少に拍車がかかります。月経が始まると、２、３年で、貯蔵された鉄が減少しはじめ、フェリチン値は30以下になり枯渇《こかつ》してしまうのです。

この年代に起こりがちな問題――不登校、すぐにキレる、自傷行為、過換気症候群なども、鉄の枯渇に由来していると私はみています。

その後、鉄不足は改善されるどころか、20歳前後になると、別の理由が加わって、鉄不足が起こります。

それは、大学入学や就職などで、環境が変わることです。一人暮らしを始める人も少なくありませんが、親元を離れた暮らしや忙しい暮らしの中で、安価ですぐにお腹を満たすことができるおにぎりやパン、麺類などを中心とした食生活になりがちです。

このような炭水化物（糖質）だらけの食事が続くと、タンパク質、ビタミン、ミネラル全般が不足し、それに伴いフェリチン値はどんどん低くなってしまいます。

また、女性の場合にはとくに、痩せたいという思いが強くなる年頃にあたりますから、極端なダイエットに走って、必要な栄養を摂れなくなりがちです。

こうした状況は、近年「新型栄養失調」として問題視されています。空腹は満たされ、生きていくカロリーは足りていても、必要な栄養素が足りていない。つまり、先ほど述べた「質的な栄養失調」のことです。タンパク質や鉄分、その他のビタミンやミネラルは、現代的な生活では、意識的に摂取しないとすぐに不足してしまいます。

こうした質的な栄養失調によって、20歳前後から、うつ病、パニック障害、適応障害などの発症が起こりやすくなってしまうのです。

### 40年ぶりに鉄が満たされた50代女性は元気

さらに、20代後半～30代は、妊娠・出産を迎える方が多くなります。妊娠中は、体内の血液が最大50％も増えるため、それだけ大量の鉄とタンパク質が必要になります。

母体は鉄とタンパク質の多くを胎児に与えることになるので、さらに重度の鉄・タンパク不足に陥ってしまいます。

第一子、第二子と、出産するごとに、鉄・タンパクは枯渇し、フェリチン値が10以下になると、産後うつの発症も危ぶまれます。

そして、40代になってもフェリチン値が大きく回復することはなく、子宮筋腫などの婦人科疾患による出血傾向の増加も相まって、やはりフェリチン値30以下という傾向は続き、更年期障害も重なって、うつ・パニック障害のリスクは低下しません。

鉄不足の問題がひと段落するのは、50代に入ってからです。閉経後、数年かけて、フェリチン値は100に近付いていきます。女性は40年ぶりにフェリチン値が100以上になる人が増えることから、大多数の人は元気になります。

◇クリニックの女性患者の初診時のフェリチン値　51歳以上

10以下……………5人　7.6%
11〜30……………8人　12・1%
31以上……………53人　80・3%
（2014年の当院の初診患者の女性のうち51歳以上の66人のデータ）

先ほどご紹介しましたように、15〜50歳女性では、76・5%の人がフェリチン値30以下だったのに対して、51歳以上の女性では、フェリチンが30以下の女性は19・7%に減り、30以上の女性が80%を占めています。しかも、そのほとんどは50以上で、100以上の人も多いのです。参考までに、次頁に、厚生労働省の調査（50歳以上）も載せておきますが、結果は同様です。

本来なら、はつらつとした若さを発揮しているはずの若い女性が、頭痛やイライラ、月経前症候群、不定愁訴などに悩まされている一方で、50代以上の女性の元気な姿を見ることは多いと思いませんか。頼れる世話焼きおばさんの元気の源は、まぎれもなく鉄分。フェリチン値が100以上と満たされているからだと思います。

表2　日本人女性の年代別のフェリチン値（50歳以上、N=1803）

| フェリチン値（ng/ml） | 50-59歳 | 60-69歳 | 70歳以上 |
|---|---|---|---|
| 5未満 | 3.9 (%) | 0.6 (%) | 1.0 (%) |
| 5-10 | 5.1 | 1.8 | 5.2 |
| 10-30 | 16.0 | 9.2 | 19.7 |
| 30-50 | 20.6 | 18.6 | 17.0 |
| 50-100 | 35.9 | 41.3 | 32.7 |
| 100以上 | 18.6 | 28.3 | 24.6 |

出典：厚生労働省「平成20年国民健康・栄養調査」報告書を元に作成
＊鉄剤投与中の人、妊娠中の人は除外

## 若い女性の献血は問題が多い

こうした中で、女性への注意として、一つお伝えしておきたいことがあります。それは、できれば10～40代までの女性は、献血はしない方がよいということです。

若い女性が1回献血をすると、その後、鉄剤を毎日服用したとしても、回復までに半年はかかるということを研究・主張されている方もいます（齋藤宏『鉄代謝異常の臨床』医薬ジャーナル社）。

もちろん、献血前の検査で貧血がわかった場合には、献血をすることはできませんが、その場合の検査では、フェリチン値までは測りませんから、本当の意味で貧血（鉄不足）を発見することができません。

貯蔵鉄の少ない女性が献血をした場合には、体調面でかなりの悪影響が出ることが予想されます。日本の若い女性の場合には、献血より前に、自分の鉄・タンパク不足を治すことが先決です。

## 欧米を中心とした他国では、鉄分補給対策がある

こうしてみると、月経のある時期の女性が鉄不足に陥るのは必然のように思えてきますが、世界に目を向けると、このような鉄不足に陥っているのは、日本女性特有の現象です。とくに、欧米の女性の多くは、鉄不足ではありません。

先ほどの妊娠・出産のことでいえば、欧米では、フェリチン値40以下の女性は、妊娠を控えるように指導されます。鉄の重要性を認識しているがゆえ、鉄不足では妊娠・出産に耐えられないとみなされるのです。40であれば、日本では基準値内ですから、深刻な貧血だとは捉えられませんが、世界の常識からすると、明らかに鉄不足なのです。

ではなぜ、日本の女性だけが鉄不足になってしまうのでしょうか。

当然ながら、問題は食生活にあります。

まず、鉄分の供給源である肉を食べる量がまったく違うということです。統計でも示され

ていますが、欧米では、日本人の3倍ほどの肉を食べます。日本人の中で、男女で比較した場合にも、男性の方が肉を多く食べることから、鉄の体内貯蔵量も多いということになります。

実際に、アメリカの栄養療法の本では、亜鉛不足やマグネシウム不足、ヨウ素不足、リチウム不足などを問題にした後で、ようやく鉄不足が記載されており、鉄不足の問題の重要度は低いと考えられます。肉食が主体の欧米では、ベジタリアン以外は、あまり鉄不足にならないのです（それとは逆に、欧米人に亜鉛やマグネシウムが不足しやすいのは、日本人と比べて魚介類の摂取が少ないためです）。

加えて、欧米を中心とした50カ国以上の国では、小麦粉にあらかじめ鉄が添加されるなどの鉄補給対策がなされています。

欧米では、過去に鉄欠乏性貧血が多く発症し、その対応に困ったという時代がありました。１９４０年代のことであったといいます。

そのときに、国を挙げての貧血予防策として、小麦粉に鉄を入れるようになりました。この対策のおかげで、鉄不足の頻度は減少したということです。現在では、米国、英国、カナダ、トルコ、タイ、スリランカなどの国々で、同様の方策がとられています。

また、小麦粉に限らず、メキシコではトウモロコシ粉、モロッコでは塩、フィリピンでは米、中国ではしょう油、東南アジア諸国ではナンプラーに、鉄が入っています。

一方、日本ではこうした対策はとられていません。日本人の鉄摂取量は、約50年前の1950年から約6分の1に減少しているにもかかわらず、何の対策もしていないのが現状です。

＊資料　厚生労働省の「国民健康・栄養調査」より、鉄の摂取量
1950年：1日、1人あたり約46mg
2003年：1日、1人あたり約8mg

**常温保存可能な食品や、炭水化物（主食）ばかりを食べていれば必ず鉄は枯渇する**

さらに、現在の日本の食卓からは、鉄は急速に失われつつあります。

理由はいくつもありますが、素材から料理して食事を作ることが減り、加工食品に頼るようになったことが大きいのではないかと思います。

加工食品になると、素材の時点では含まれていたビタミンやミネラルがかなり削ぎ落とされた状態になってしまいます。肉は冷凍することでビタミンはどんどん減っていってしまい

ますし、穀物も、精製することで、マグネシウムや亜鉛、鉄も、はぎとられてしまいます。

また、鉄分の豊富なレバーも食べなくなりました。私が子どものころは、鳥の肝《きも》の煮物がよく食卓に上り、レバーが苦手な子どもも、「一口でもいいから食べなさい」と促されたものでした。現在、子どもがいる家庭で、レバー料理はどれだけ食べられているでしょうか。

驚くべきことに、レバーだけのペーストの離乳食も見当たらなくなりました。間違ったヘルシー志向によって、若いお母さんたちはレバーを遠ざけているのではないかと思います。また、妊娠初期のレバーの過剰摂取は胎児に悪影響があるとして、量を控えるように言われたり、さらに近年では生レバーが禁止されたりしたことも、レバー全般が危険であるという認識を与えてしまったのではないかと思います。

日本人の貴重な鉄・タンパク補給源であった鯨肉も、今はほとんど食べられなくなりました。鯨肉はとても鉄を多く含む食品だったのです。また、肉の中では、ラムなどの羊肉も、鉄が豊富です。しかし北海道をのぞき、日本ではあまりなじみがありません。

さらに、野菜をみても、昔と今では、同じ野菜でも栄養価が異なるということもよくいわれます。『日本食品標準成分表』（文部科学省）によると、１９５０年に収穫されたホウレン草に含まれる鉄分は、100ｇあたり13㎎。しかし、２０００年に収穫されたホウレン草に含まれる鉄分は、なんと2.0mgに減少しています。

調理器具の変化も影響しています。

日本人の食卓で親しまれてきた「ひじき煮」の鉄の含有量も、昔の9分の1まで減ってしまいました。昔はひじきは鉄なべで煮ていたのが、今ではステンレス製のなべに変わったことが原因だそうです。ひじきに含まれる鉄だと思っていたものは、なべの鉄だったのですから、驚きです。

ちなみに、切り干し大根の鉄含有量も3分の1に減ったそうですが、こちらは加工の過程で鉄の包丁を使用しなくなったことも関係しているといわれています。

食品加工の工程で鉄製の機器が使用されなくなったのと同時に、家庭での調理器具、たとえばなべ、フライパン、やかん、包丁などのほとんどで、鉄製品は少なくなりました。以前であれば、調理のときに少しずつ食材に溶け出していた鉄分の摂取も、今は期待できません。南部鉄瓶《てつびん》で沸かしたお湯でお茶をいれるだけで、かなりの鉄が摂れていたということです。

## 医師が「鉄過剰症」の懸念を広めすぎ

さらにいえば、日本の医学教育の問題もあります。

日本の医学教育では、欧米から取り入れた考え方を基本としているため、（鉄不足に対する対策が行われていないのにもかかわらず）日本人女性の栄養状態が鉄不足であるという前提が共有されていません。

反対に、鉄の摂りすぎからくる鉄過剰症の懸念ばかりを教えられているので、「鉄＝危険」という考え方を、みんなが刷り込まれてしまっているのです。

鉄過剰症については、後の章でも解説しますが、日本人女性に関してはほとんど存在しないといっていいでしょう。むしろ、鉄を控える要因にもなっている点を危惧《きぐ》しています。

当院で鉄剤を投与している患者さんが、他の科目の病院を受診されたときなどに、「あなたは貧血はないのだから、鉄剤など飲む必要はない。鉄過剰が心配だ」と言われるそうです。

日本人の３倍の量の肉を食べている欧米男性ならいざしらず、日本女性の極端な鉄不足を補うための基本的な考え方を、医師が認識していません。そのため、行政も国も動かない、というわけです。

## 赤血球の合成だけが鉄の役割ではない

また、鉄不足の問題が、「貧血」という症状を通してのみ語られることも、良くないと思います。鉄には、赤血球を作る材料としての役割以外にも、生命活動の根幹にかかわる大切な役割があるからです。

**《赤血球の合成以外の鉄の役割》**

**1、鉄は、神経伝達物質であるセロトニン、ドーパミン作成の際の補因子になる。**

うつ病が起こる原因の一つに、神経伝達物質であるセロトニンやドーパミン、ノルアドレナリンが減少しているということが挙げられています。

これらは、モノアミン系の神経伝達物質と呼ばれており、セロトニンは心を安定させ、ノルアドレナリンはやる気を作り、ドーパミンは快楽を作る作用に関わります。

これらの神経伝達物質の不足がうつ病の原因であるという「モノアミン説」は、有力であるとされ、これに対応した向精神薬もあります。

鉄は、これらの神経伝達物質を作る際に必要な酵素を助けるための補因子として、機能しています。補因子は酵素と結合して、その機能を助ける働きをします。

鉄不足の場合には、セロトニン、ドーパミン、ノルアドレナリンが、必要なときにも作られないことから、うつ病やパニック障害と同じような症状を引き起こす原因になるのです。

**２、有毒の活性酸素から身を守るスカベンジャーであるカタラーゼには鉄が必須である。**

体内で発生する活性酸素は、毒性が強く、細胞を酸化させることで、老化や、がんや慢性病など、いろいろな病気を引き起こす原因になるといわれています（もちろん、活性酸素にも体の役に立つ働きもあり、体内で細菌を駆除したり、酵素の働きを促進したりしてくれますので、一概に悪者だとばかりもいえませんが、やはり増えすぎてしまうと身体にはよくありません）。

そんな増えすぎた活性酸素から身を守るための抗酸化物質のことを「スカベンジャー」とも呼びますが、代表的なスカベンジャーの一つであるカタラーゼという酵素の働きにも、鉄が不可欠です。

カタラーゼは、絶え間なく発生し有害な活性酸素の元になる過酸化水素水を、極めて高い効率で分解し、無害化しています（その効率は酵素の中でもナンバーワンです）。その際に、カタラーゼは、自らに取り込んである鉄（カタラーゼには補欠分子族としてのヘムが結合しており、鉄はそこに配位されています）のおかげで、素早い反応が可能になっているのです。

## 3、ミトコンドリア膜にある電子伝達系には鉄が必須である。

3つ目については第4章で詳述しますが、身体のエネルギーを作るエネルギー代謝の最終段階において、鉄の存在が不可欠です。とはいえほとんどの医師は、こうした基本的な生命活動やエネルギー代謝のことを、あまり意識・認識していないのではないかと思います。

しかし、それでは、治療対象となる障害の原因を理解することはできません。

多くの精神科医は（以前の私もそうでしたが）、ここを外したまま、ただ薬を処方するという治療を続けています。しかしそれでは、目を閉じてあてずっぽうで銃を撃っているようなものですから、弾は当たりません。原因に目を凝らす必要があるでしょう。

# 第2章　「鉄・タンパク不足」を伴う不安・うつ・パニック障害治療の実際

## 測り始めて驚いた、患者さんのフェリチン値

ここからは、パニック障害を含む、不安障害、うつ病に悩む女性の患者さんの症例を挙げながら、鉄不足について考察していきます。

「はじめに」でも書きましたが、患者さんのフェリチン値を測り始めたとき、ほとんどの人の値が著しく低いことに、私は心底驚きました。そして当院では、2012年4月から、鉄剤投与を本格的に導入し、顕著な効果を認めています。

まずは、この治療を始めて間もないころの症例をご紹介します。

なお、これ以降、症例をご紹介する際には、血液検査の数値を示しながら説明するケースが多いですので、血液検査の項目について、ここであらかじめ簡単に書いておきます。

主に左の囲み内にある項目が出てきます。「◇一般的な基準値」というのは、健康な人の多くの検査データをもとにして、統計学的に求められた数値のことで、95％の人が基準値の範囲に該当しているといわれています（検査機関によって値は若干異なります）。

なお、ＢＵＮ（尿素窒素）とＭＣＶ（赤血球恒数）、およびフェリチンについては、当院独自の基準で判断していますので、それを一緒に示しておきます。

ＢＵＮ（尿素窒素）……血液中の尿素に含まれる窒素成分のことです。高い場合は腎機能障害、基準値未満はタンパク質摂取不足です（重症の肝機能障害のときにも低くなります）。

◇一般的な基準値　８〜20（mg／dl）

**◆当院での目標値　15〜20（mg／dl）**

RBC（赤血球数）……赤血球の数で、基準値未満は貧血が疑われます。
◇一般的な基準値　男性：430～570（万個／μl）、女性：380～500（万個／μl）

HGB（ヘモグロビン）……血液中の鉄の量で、基準値未満は貧血が疑われます。
◇一般的な基準値　男性：13・0～16・6（g／dl）
女性：11・4～14・6（g／dl）

MCV（平均赤血球容積）……赤血球の大きさで、基準値未満では鉄欠乏性貧血が疑われます（鉄欠乏性貧血＝小球性貧血）。逆に大きすぎる場合（大球性貧血）には、ビタミンB12不足、葉酸不足が疑われます。
◇一般的な基準値　80～100（fl）
**◆当院での目標値　95～98（fl）**

フェリチン……鉄分を貯蔵しているタンパク質の量です。
◇一般的な基準値　男性：21〜282（ng／ml）、女性：5〜157（ng／ml）
**◆当院での目標値　100（ng／ml）**

では症例を紹介していきます。まずは、典型的な鉄・タンパク不足によるパニック障害の症例です。

**【症例】鉄剤投与によりパニック障害が完治**

30代前半の女性です。友人の結婚式でパニック発作を生じ、以後も発作や予期不安（また発作がくるかもしれないという不安）が続いていました。

バスやタクシー、飛行機の中や、狭い場所にいると、恐怖感に襲われてしまうため、乗り物に乗ることができないだけでなく、人ごみに出かけることすら避けるような生活を続けていました。当院にかかる前には、内科で抗不安薬を処方されていました。

当院での初診は、平成21年7月。このときはまだ、当院で鉄・タンパクによる治療は行っていない時期です。ＳＳＲＩ（選択的セロトニン再取り込み阻害薬）に属する抗うつ薬ジェイゾロフトの服用を開始して改善し、予期不安も軽減しましたが、時々苦しくなるということで、ジェイゾロフトに加え、抗不安薬ソラナックスも頓用薬として使用していました。

平成24年４月に、当院がフェリチン値を測るようになり、測定してみたところ、フェリチン４未満という極度の鉄不足が判明。鉄剤のフェロミアの服用を開始しました。

その年の12月には、鉄が効いて元気になりました。ソラナックスは必要ではなくなり、翌年の５月には、ジェイゾロフトも徐々に減らしながら中止。

以後は鉄剤のみの服用となりましたが、「あれほど怖かったのが何ともない。不思議です」と言います。フェリチン値は75まで増え、どこへでも外出できるようになり、空間恐怖はなくなりました。

その後の経過としましては、平成27年３月には、フェリチンは117に達しました。３年かけて、フェリチン４以下から117まで上がったのです。そのため、鉄剤は隔日投与に減量しました。

「立ちくらみがなくなったし、３年前は怖くて外出できませんでしたが、今ではどこにでも行けて、普通に何でもできます」と笑顔をみせてくれました。

**【症例】広島から一歩も出られなかった患者さん**

20代前半の女性です。平成19年10月よりパニック発作が出現しました。それ以来、狭い場所、電車の中（とくに、長時間下車できない新幹線など）、映画館、渋滞の車の中などでは発作が生じるため、それらを回避する生活となりました。

発作が起き出して2年間ほどは、こうした空間恐怖のため、広島から一歩も出られない状態が続いていたといいます。

平成22年3月の初診時は、抗うつ薬ジェイゾロフトを処方し、これで発作はなくなりましたので、少しずつ行動範囲は広がっていきました。

しかし、毎日の服薬を、隔日にする減薬を試みてみたところ、発作が再燃してしまったのです。

このころから鉄不足について着目し始めていた私は、平成24年8月、この患者さんのフェリチン値を測定してみたところ、やはりフェリチンは4未満と判明したのです。これは著しい鉄不足です。

そこでこの時点から、鉄剤フェロミアの処方をしました。

約半年後の平成25年1月には、朝起きが良くなり、元気になった、疲れなくなったというようになりました。

平成25年9月からは、ジェイゾロフトを中止して、鉄剤フェロミアのみの服用としたところ、症状の再燃はみられませんでした。鉄が満たされたことで、朝起きるのが楽になり、冷え性、頭痛もなくなったと喜びの声が聞かれました。平成26年にはフェリチン値は54まで上昇しました。

その後の経過です。平成27年2月、フェリチン値は61。3年かけて、フェリチン値4未満から、61まで上昇したのです。

鉄剤は毎日継続しています。「すごく元気になり、3年前には広島から出られなかったけれど、今は旅行も普通に行けます」とのことでした。

**【症例】鉄剤投与にて完治したパニック障害の女性**

次も、パニック障害の典型例です。40代の女性。初診は平成26年7月でした。

症状は、時々息苦しくなる、動悸《どうき》がする、発作が起きたらどうしようという予期不安が強く、些細《ささい》なことが気になり、喉《のど》が詰まる感じがするということでした。パニック障害の典型的な症状です。

　血液検査の結果は、ＢＵＮ：12・6、フェリチンは４未満と、やはり鉄・タンパク不足の状態でしたので、抗うつ薬ジェイゾロフトに鉄剤フェルム１錠を処方しました。食事は糖質をなるべく控え、毎日、卵や肉、魚やチーズなどを食べるよう指導しました。

　翌月の８月に来院されたときには、「元気になりました。喉の詰まりもなくなって、以前よりも動けるようになりました」とのこと。卵や肉、魚、チーズも、毎日しっかり食べていると報告してくれました。

　同じ年の11月には、ＢＵＮ：17・８、フェリチン：39まで回復。「すっかり元気です」と笑顔なので、抗うつ薬ジェイゾロフトを中止し、鉄剤のみを継続しました。

　この女性は、鉄不足によりパニック障害となった典型例でしたので、高タンパク食と鉄剤投与で改善することができました。抗うつ薬は４カ月の使用で中止。タンパク質不足かどうかの目安になるＢＵＮがしっかり上昇しており、きちんとタンパク質の摂取ができていることも確認できました。フェリチンも上昇していますが、目標値である100に至るまで、鉄剤は当分飲み続ける必要があります。

　栄養療法の効果が出てくるまでには、月単位の時間がかかるので、当面の症状を軽減するための抗うつ薬は必要です。抗うつ薬の終了時期は、血液データの改善具合と、患者本人の意向で判断します。

一刻も早く薬をやめたい人もいますが、再発が怖いのでもう少し薬を継続したいという人もいます。抗うつ薬を中止して症状が再燃するようなら、追加で数カ月、薬も継続しますが、いずれは鉄剤のみで大丈夫になります。当院では、このような症例は非常に多いです。

**【症例】カフェに勤める30代女性のパニックも鉄不足が原因だった**

30代女性です。初診は平成22年7月でした。2人の子どもを育てながらカフェで働いています。その年の初めごろから、狭い空間にいたり、美容室などで椅子に長時間拘束されたりすると不安が強まり、過呼吸、動悸、発汗、吐き気が出るようになりました。夜暗くなって部屋にいると苦しくなり、落ち着かなくなります。電車に乗ることができず、MRI検査を受ける機会があったようですが、それも怖くてダメだったといいます。

パニック障害と診断し、抗うつ薬ジェイゾロフト、ドグマチール、抗不安薬メイラックスを投与したところ、速やかに改善しました。平成22年10月には、ジェイゾロフトのみで安定し、平成23年1月で治療終了となりました。

ところが、平成26年6月ごろから、以前と同様の症状が再発します。子どものクラブ遠征のつきそいのバスの中で、パニック発作が出てしまいました。

平成26年9月に再受診。ジェイゾロフトとメイラックスを投与し、鉄剤フェルムも追加しました。このときの血液検査値は、BUN：11・6、RBC：473、HGB：14・0、MCVは88・8、フェリチンは4以下でした。明らかに鉄・タンパク不足です。

その後、順調に回復し、症状は消失したため、10月にはメイラックスを中止します。翌年の平成27年1月からは、ジェイゾロフトを中止し、鉄剤（フェルム）のみを継続しました。この時点で、BUN：12・0、RBC：478、HGB：14・8、MCV：90・4、フェリチンは21にまで上がっていました。

今では狭いところも大丈夫になり、どこにでも行けるようになりました。子どものクラブの遠征で県外まで出かけても何ともなく、体も元気になり、楽になったといいます。

この女性の場合には、子どもを2人出産した後、鉄が枯渇して発症したパニック障害だと思われます。鉄剤の投与開始から4カ月で抗うつ薬を中止できました。フェリチンは4未満だったのが、4カ月で21まで上昇しました。

後で述べますが、多くの女性では、フェリチンの上昇ペースはこの程度（1カ月に5ng／

ml程度）で、フェリチンの目標の100までは道のりは遠いですが、本人も鉄剤服用で楽になったと自覚があり、その後も継続しています。

**【症例】プリンペラン点滴でアカシジアを生じた30代女性のパニック障害も鉄不足**

30代後半の女性です。初診は平成25年12月でした。突然息が苦しくなり、呼吸が止まるのではないかという恐怖感に襲われ、救急病院を受診されました。吐き気があるとのことで、そこでプリンペラン（制吐剤）の点滴を受けたのですが、点滴の途中で脚のムズムズが出現し、じっとしておられず、歩き回る状態になってしまいました。

点滴終了後、救急病院からの紹介で、直ちに当院を受診されました。

血液検査は、BUN：14・6、RBC：500、HGB：13・1、MCV：78・8、フェリチン：8でした。パニック障害と診断し、抗うつ薬ジェイゾロフト、ドグマチール、抗不安薬メイラックスを処方。鉄不足もありましたので、鉄剤フェルムも処方しました。

問診では、卵はまったく食べていない、月経量が多いということでしたので、高タンパク・低糖質食を指導しました。

1週間ほどで症状は消失し、1カ月後には「鉄剤で体が楽になったような感じがする」といます。

平成26年3月には、ＭＣＶは84・9に、フェリチンは14になり、その半年後の平成26年9月には、ＭＣＶは88・0、フェリチンは28にまで上がりました。順次減薬し、平成26年以降は、鉄剤フェルムのみの処方です。平成27年2月の受診時には、恐怖感はまだ残るものの、パニック症状はまったくなくなりました。

この女性の場合には、初めてパニック発作を生じた際に、救急病院でのプリンペランの点滴で、脚のムズムズ（＝アカシジア）を生じました。プリンペランという薬は制吐剤ですが、抗ドーパミン作用があり、その作用によって、アカシジアやパーキンソン症状（手の震えや歩行障害、筋肉のこわばりなど）を生じることがあります。アカシジアは鉄不足の人に生じやすい症状でもあります。この症例は、鉄不足にてパニック障害を生じ、鉄不足にてプリンペランによるアカシジアを生じたとみてとれます。

鉄剤の投与によって、フェリチン値は9カ月で8から28に上昇し、抗うつ薬は4カ月で終了することができました。

## パニック障害治療の学会発表がないわけ

精神医学の専門医で構成される日本精神神経学会には、私もたびたび参加しておりますが、パニック障害に関する学会発表はほとんどありません。なぜならば、現在の病院で行っているパニック障害の治療のほとんどは、対症療法（投薬、心理療法、認知療法など）に留まっており、新しい知見がないからです。

しかし私は今では、こうした治療法は原因を顧《かえり》みないものであるため、的外れだと思うようになりました。

パニック障害の原因は、「鉄不足（鉄＋タンパク質不足）」と「機能性低血糖」の２種類であり、どちらの場合も、精製された糖質の取りすぎと、動物性タンパク質の摂取不足からもたらされています。したがって、糖質を控え、高タンパクの食事に切り替えることが先決なのです。

## フェリチン値30以下は鉄剤投与の適応

フェリチン30以下で、かつ、赤血球の大きさを示す数値「ＭＣＶ（平均赤血球容積）」が90 fl（フェムトリットル）以下の場合は、顕著な鉄不足ですので、鉄剤投与の適応であることを認識すべきだと思います。抗うつ薬（ジェイゾロフト、ドグマチール）も同時に処方することで、１～２週間で、「本当に楽になりました」「すっかり良くなりました」と言われることが多いです。

鉄剤を数カ月継続していくうちに、フェリチン値は、月に5～10ペースで順調に改善します。フェリチン値が50に満たない間は、何らかの鉄不足の症状が現れますが、フェリチンが50を超えてくれれば、抗うつ薬は必要ではなくなる人も多いです。

主に栄養の問題、鉄不足の問題で症状が出ている場合は、処方した鉄剤を飲み、タンパク質を積極的に摂取し、糖質を控えることで、ほとんどの人が良くなります。

実際に、当院のうつ・パニック障害の患者でいいますと、過去5年で２０００人の患者のうち約１０００人が、半年から1年で完治しています。

寛解ではなく、完治です。これは一般的なクリニックの治療成果と比較すれば、驚くべき結果であることがわかっていただけると思います。もちろん、以前の当院の治療成果（ほとんど治らないケースばかりでした）と比べても、すごいなぁと思う数字です。そしてそれらの症例の患者さんたちのうちには、当然ながら、もう当院に来る必要がなくなった方がかなりいるのです。

本当は、全員の鉄不足を改善させて、症状を完治させたいのですが、「糖質制限＋高タンパク質」という食事療法がどうしてもできない方、1～2週間の間は頑張ることができても、長続きしないという人もいらっしゃいます。また、症状の原因として、栄養の問題だけでなく、睡眠や休養の問題、ストレスの問題が大きい場合もあります。

それでも、まずは鉄を補充して、栄養を整えるということは、完治への基盤づくりです。

それでは、初診時で、フェリチン値が31～50の人はどうでしょうか。

私の基準では、鉄不足という判断になりますが、一般的にはギリギリのラインかもしれません。いずれにせよ、フェリチン値はまず、50超えを目標として、鉄剤を処方します。こうした、フェリチン値は低いが、極端に低くはないという患者さんの場合には、栄養以外の問題、つまり、睡眠の問題や、家庭や職場の人間関係などの心理社会的因子の関与も大きい可能性がありますので、それに適した療法を併用しながら様子をみていきます。

**フェリチン値が極端に低すぎる場合には、はじめは鉄剤も抗うつ薬も効果が出にくい**

一方、初診時のフェリチン値が10以下の人は、かなり重篤な鉄不足と、同時に重度のタンパク不足です。このレベルまで低いと、鉄剤を投与しただけではなかなか値は上がりません。

タンパク不足により、胃液や消化酵素の分泌が悪くなっており、鉄剤が気持ち悪くて飲めないという人もいますし、鉄剤が飲めても、改善するまでにかなりの時間がかかってしまうのです。

抗うつ薬の効きも、あまり良くありません。なぜかというと、神経伝達物質（脳内モノアミン）の原料となるタンパク質は、補因子となる鉄が足りないと、働きが悪くなるためです。抗うつ薬というのは、神経伝達物質を増やす働きがあり、アミノ酸をもとにして、セロトニンなどを増やそうとするのですが、そのための補因子となる鉄や、ビタミンB群、さらにはタンパク自体も足りないのですから、薬は効きません。鉄不足がうつ・パニック障害を招いているだけでなく、さらにそれを解消するための抗うつ薬の効き目も悪くしている、というわけです。

それでも、フェリチン5〜10レベルの人であれば、食事を変えて、鉄剤と抗うつ薬を継続すれば、完治まで至る人は少なくても、半年から1年程度で、症状はかなり改善する傾向があります。

問題は、フェリチン4未満という、最も重度の鉄・タンパク不足のケースです。

このようなケースでは、「鉄剤はムカムカするから飲めない」「肉は気持ち悪くて食べられない」「卵も魚も嫌い」という人が多いのです。タンパク不足がひどく、胃液や消化酵素の分泌能力が弱くなっているために、そうなってしまいます。

これでは、抗うつ薬も効いてくれません。すると治療手段がなくなってしまいます。何をやっても効かないので、正直、患者さんの中には、治療をやめようとされる方もいました。

最重度の鉄不足の人ほど、「鉄剤が飲めない」というジレンマを抱えているのです。

そこで、処方する鉄剤を再検討し、フェリチン10以下の人には、最初から「鉄剤＋フェロケル」のダブルチャージを試みるようになりました。

フェロケルというのは、キレート鉄のサプリメントです。キレートというのは、イオンと分子が配位結合している状態をいいますが、このキレート鉄の場合には、鉄イオンをアミノ酸（グリシン２分子）が取り囲んでいます。むき出しのままの鉄の状態ではありませんから、このフェロケルの場合には、「ムカムカして飲めない」という人はほぼいません。ですので、これを鉄剤に組み合わせているわけです。

鉄剤を飲めない方の場合でも、フェロケルだけでも飲んでいれば、緩やかな回復が期待できます。また、鉄剤を飲むことができる場合にも、鉄剤のみでなく、フェロケルも追加することで、より迅速にフェリチン値を上昇させることができます。

さらにありがたいのは、この「フェロケル」は処方薬ではなく、サプリメントですので、数の制約がありません（ちなみに処方薬の鉄剤フェルム、フェロミアですと、それぞれ一日あたり1錠まで〔フェルムの場合〕、2錠まで〔フェロミアの場合〕というふうに制約があります。フェルムの方はゆっくり溶けるタイプの徐放剤です。対して、フェロミアは少しきついので、とくにタンパク不足の人にはムカムカして飲めないという人がより多く、脱落例が多いですので、フェルムを出すことが多いです）。

サプリメントのフェロケルの場合には、ムカムカもなく、また毎日2～3錠飲んでもらうことも可能です。米NOW社の「アイアン36㎎」（こちらもフェロケルと同じキレート鉄サプリメントです）を一日3錠飲んでもらうと、鉄剤フェルム1錠（100㎎）よりも効き目が強いように感じています。

サプリメントは高いと思っている方もいるかもしれませんが、フェロケルであれば、これだけ飲んでも、月千円未満と安価です。この方法で、あまりの鉄不足に対応できなかった患者さんも、救うことができるようになりました。

**【症例】鉄剤をやめて急速に低下したフェリチン値の例**

ここで、パニック障害の主な症状である、息苦しさ、動悸、頭痛、めまいを主訴に受診された40代女性の例をご紹介します。

この方の初診のときのフェリチン値は10でした。そこで、抗うつ薬ジェイゾロフトとドグマチールとともに、鉄剤フェルムを処方しました。

すると、症状は急速に改善してきましたので、抗うつ薬は１種類のみの処方に切り替えて、鉄剤は継続しました。その後、５カ月でフェリチン値は42まで回復し、パニック障害の症状はまったく出なくなりました。

ところが、その女性は、５カ月後に通院を中断されてしまったのです。本来なら、症状がなくなったとしても油断せず、通院で経過を診なくてはなりません。

案の定、それから約１年後、頭痛とめまいが再燃したということで来院されました。そのときのフェリチン値は、27にまで低下していました。再来院されてから鉄剤を処方しましたので、そこから5カ月でフェリチンは再び42まで上昇しました。

こうした症例からわかるように、いったんフェリチン値が上がったからといって、鉄剤を中止してしまうと、フェリチン値はみるみる低下します。症状がすっかり良くなっても、毎日の鉄剤服用だけは継続した方が望ましいと思います。

もしフェリチン値が100前後まで上がったならば、鉄剤も、毎日服用から隔日服用にしても、フェリチン値を維持することはできるでしょう。

## 女性の生涯で最もうつになりやすい「産後」は鉄不足が深刻

産後は、女性の生涯において最もうつ病になりやすい時期です。第1章でも述べましたが、1回の妊娠・出産で、フェリチン値50相当の鉄が母体から失われます。フェリチン値30以下の女性が出産すると、フェリチンはほぼゼロになってしまいます。

女性ホルモン(エストロゲン)の低下と、鉄・タンパク不足が重なる「産後うつ病」の症状は、激烈で悲惨です。正常な思考ができなくなり、子どもを虐待したり、無理心中したりなどの悲しい事件を起こす原因となることもあります。

たとえば、次のような方々が産後うつとして当院にやってきます。

### ◆産後うつの例①(40代前半の女性/看護師)

第3子を出産後、2カ月ぐらいしてから感情が不安定となり、子どもに声を上げたり、叩いたりしてしまうようになった。落ち込みが強く、夜は熟睡できない。調子が悪くなると、子どもを水の中につけて溺死させてしまおうという考えが浮かんだり、他人が自分の悪口を言っているように思えて外に出られなくなる。

出産から1年ほどして、地域の保健師とともに当院を受診。うつ病と診断。初診時の検査ではHGB：10・6、RBC：456、MCV：74・3、フェリチンは4未満。明らかな鉄不足であった。抗うつ薬と抗精神病薬に加え鉄剤を併用して投与。1カ月で改善し、普通に育児、家事がこなせるようになった。さらに1年後からは看護師の仕事に復職し、元気に過ごしている。鉄剤は継続し、貧血も改善している。

### ◆産後うつの例②（30代前半の女性／事務員）

初診は30歳のころ。仕事（電話受付）のとき、相手との話に集中できず、頭が混乱し、うまく言葉が出なくなる。涙が出るようになり、食欲も低下。悲観的になる。

当院を受診し、うつ病と診断。そのころは鉄に注目していなかったため、普通に抗うつ薬を処方し、1カ月の休養の診断書を書いた。1カ月で症状は改善。抗うつ薬は減量しながらも継続していた。2年後に妊娠し、産休に入ると、仕事の負荷からも解放されたためか、症状はさらに改善したため、治療は終了とした。

ところが出産から半年ほどが過ぎて、不眠、不安、焦燥感が出現し、家事や育児がこなせなくなってしまったため、当院を受診。この際に血液検査をすると、フェリチンは4未満。重度の鉄不足と判断し、このときには抗うつ薬に加え、鉄剤を併用して投与。3カ月後にはフェリチンは17に増加し、症状も改善したため、6カ月後には抗うつ薬も終了となった。

◆産後うつの例③（20代後半の女性／看護師）

第3子の妊娠中より貧血を指摘され、鉄剤の内服や、静脈注射を受けていた。第3子の出産後、3カ月ほどで月経が再開したが、そのころから不眠が出現。イライラして子どもたちや夫に当たってしまうことが増えた。言いすぎた後には自分のことを責めてしまう。落ち込みがひどく、考え始めると涙が出るということで、当院を受診。

うつ病と診断、血液検査をすると、フェリチンは4未満。やはり鉄不足と判断し、抗うつ薬に加え鉄剤を投与。3カ月後にはフェリチンは21に増加し、症状は改善したため、9カ月後には抗うつ薬終了となった。

当院は大都市の駅前ではなく、少し郊外の住宅地にありますから、平日の昼間は、どちらかというと勤め人の男性ではなく、こうした症状を抱える女性が次々とやってきます。なかでも産後にうつ病を発症している方は、フェリチンが低い、というより空っぽの状態の方が本当に多いのです。逆にいうと、産後のうつ病でフェリチンが低い場合には、鉄剤の投与で良くなることが多いですから、低い数値をみて、「よかった、治りますよ」と言いたくなるというのも本音です。

とにかく、妊娠・出産では鉄分がどんどん使われて、現代の食生活では、産後の女性は当然のように鉄は枯渇してしまうものなのだということを、身に染みて感じています。

**【症例】妊娠前133あったフェリチンが妊娠9カ月目には18に低下**

妊娠時にフェリチンが大きく低下することがよくわかる例です。

20代後半の女性。初診は平成26年11月でした。

初診時よりさかのぼること5年前の、平成21年に、すでに第1子を出産していましたが、産後、イライラして、自傷行為や器物破損行為を繰り返していたといいます。当時は他県にお住まいで、近くの精神科クリニックに通院され、かなり高用量の抗精神病薬と気分安定薬の投与を受けていました。

その後広島に転居してこられたため、当院を受診されました。

当院初診時の血液検査では、BUN：11・8、フェリチンは7。フェリチンもタンパク質摂取も低いので、高タンパク・低糖質食＋鉄剤を開始しました。

初診から約1年後の平成27年10月には、フェリチンは上昇し133に。アルブミン（タンパク質の栄養状態の指標、基準値は3.7〜5.5g／dl）は4.8、BUNは12・9。栄養状態は改善しているため、抗精神病薬は1年かけて徐々に減薬。鉄剤も隔日投与に減量しました。

平成27年12月、第2子の妊娠が判明、予定日は平成28年8月ということでした。鉄剤を毎日服用に増量しました。

平成28年4月、妊娠6カ月目、血液検査はアルブミンが3.8、BUN7.3、フェリチンは87という結果でしたので、タンパク質摂取を強化するよう指導しました。

平成28年7月、妊娠9カ月目になり、「最近は些細なことでイライラしてしまう、物音に敏感になっている」という訴えがあり、あまり食事が摂れないようなのでプロテインを開始しました。このときの血液検査では、アルブミンは3.5、BUN：8.1、フェリチンは18と、フエリチンは急低下していました。

一般的には、１回の妊娠・出産でフェリチンは50低下するといわれます。本症例では、フェリチンは133から18にまで下がり、とくに妊娠６カ月目から比べると、フェリチンは急低下しています。妊娠６カ月目で、すでにタンパク質不足になっていますが、これが鉄不足を加速させています。胎児が大きくなる妊娠後期には、鉄とタンパク質の需要は加速度的に高まっているのです。

この妊婦さんの場合は、妊娠１〜３カ月の器官形成期には鉄は十分あったはずなので、胎児の神経発達には問題がないはずです。妊娠１〜３カ月の器官形成期に、母体のフェリチンが10以下の人は、胎児の神経発達にリスクがあると考えられます。神経発達に問題があれば、当然、流産となる危険性も高まります。

**【症例】30代、第２子出産後、典型的なパニック障害からの回復例**

次も、第２子出産後の鉄不足のケースです。10年前から時々、息苦しくなることがあったという30代女性。頭痛、肩こり、生理痛に悩み、ついつい解熱鎮痛剤に頼ってしまう日々が続いていました。脳外科、婦人科などを受診してみても、原因不明ということで、当院を受診されました。

これらの症状は、平成23年に第2子を出産した後に悪化したということでした。ソワソワして落ち着かなくなったり、脚がムズムズしたりすることもありました。妊娠中は検査で貧血があったといいます。食事の好みは、米が大好きで、たくさん食べていました。

平成26年の初診時のフェリチン値は4未満。予想通り、かなり低い値でした。このころは当院ですでに、「高タンパク・低糖質食＋鉄剤」の治療を始めていましたので、抗うつ薬ジェイゾロフト、ドグマチール、抗不安薬メイラックスとともに、鉄剤フェルムを処方し、高タンパク・低糖質食を指導しました。

すると、1カ月ほどで症状はほぼ消失し、常用していた解熱鎮痛剤が要らなくなりました。頑張って米を減らして、卵、肉を食べていると報告してくれます。

そして1年後には、フェリチン値が28まで回復。さらに2年後の平成28年には、抗うつ薬の必要がなくなり、鉄剤のみの服用になりました。

これはご説明が不要なほどの、典型的な回復例です。出産後に鉄の貯蔵が空っぽになっていたために現れた症状だったのです。脚がムズムズしたのは、鉄不足に伴うムズムズ脚症候群（レストレスレッグス症候群）も合併していたからです。

**【症例】妊娠中から貧血。30代主婦の不安障害も、鉄不足が原因だった**

30歳の女性です。初診は平成26年5月。その1カ月ほど前から、パートで仕事に出るようになりましたが、体がだるくて仕事についていけず、気持ちに余裕がなくなり、気分の浮き沈みに悩まされ始めました。家でもイライラして子どもに当たってしまうといいます。

冷え性があり、朝起きが悪いということですが、睡眠や食欲は普通なので、不安障害のレベルであると診断しました。子どもは3人ですが、妊娠中にすでに貧血を指摘されていたとのことでした。

当院初診時の血液検査では、BUN：12・3、RBC：442、HGBは12・7、MCV：85・7、フェリチンは6でした。抗うつ薬ジェイゾロフトとドグマチールに鉄剤フェルムを追加し、高タンパク・低糖質食を指導しました。

翌月（6月）の受診時には、イライラや倦怠感はなくなり、気分は楽になったといいます。7月にはドグマチールを中止。8月の血液検査では、HGBは13・5、MCVは90・8、フェリチンは77になっていました。

11月よりジェイゾロフトを漸減し、その後、翌年の平成27年2月には、抗うつ薬をすべて中止しましたが、問題なしでした。鉄剤のおかげで朝起きが良くなり、風邪を引いても軽くてすむようになったといいます。食事は、パンは食べているものの、ご飯は減らし、肉や魚は増やしているということです。鉄剤フェルムのみ処方を続けています。

この女性の場合には、妊娠中から貧血を指摘されており、その後も鉄不足が持続していたことが推測されます。経産婦の場合には、初診時に、「妊娠中に貧血を指摘されませんでしたか？」と問診しておくことは必須です。

鉄剤投与と高タンパク・低糖質食により、速やかに症状は改善し、9カ月で抗うつ薬を終了できました。このケースでは、3カ月でフェリチンが6→77と上昇していますが、これだけ急速にフェリチンが回復するのは稀な症例です。多くの女性では、3カ月でフェリチンは10〜20前後（1カ月に5前後）しか上がらないのです。こうした症例の場合は、次のフェリチン値も上昇傾向であれば、鉄剤投与を終了できるものと考えられます。

### 母親が鉄・タンパク不足なら、その子どもは

鉄が不足すると、前にも述べましたように、セロトニンやドーパミン、ノルアドレナリンなどの神経伝達物質が作られにくくなりますので、精神的に頑《かたく》なになりやすく、些細なこ

とでキレやすくなります。とはいえ、人前や公共の場では、そのような情動があっても、表出する人は稀です。

ところが家庭の中では、こうした感情があからさまになってしまうものです。とくに自分の庇護《ひご》下にあると思っている子どもに対しては、かなりストレートな感情表現として現れやすくなります。

たとえば、すぐに返事をしないとか、宿題が終わっていないとか、些細なことでイライラしたりキレたりして、叱りつけてしまいます。中には手が出る人もいます。後になって、「言いすぎた」「ひどいことしてしまった」と自責的になり、落ち込んでしまいます。

家の中がそのような状況だと、子どもは萎縮《いしゅく》してしまいます。おびえながら過ごすような毎日です。

こうした状況が積み重なると、子どもの側にも、不登校、チックなどの心身症の症状が現れることもあります。

このような場合には、まずは母親の鉄不足を改善することが大切です。母親の精神状態が良くなることによって、子どもの些細な行動も許せるようになります。

もちろん、許せるようになるからといって、甘い子育てになるということではありません。

本当に叱らなければならない場面では、冷静に叱ることができるようになりますので、子どもの状態も落ち着いてくるでしょう。

当院には、幼児を連れて受診される女性も多いのですが、母親の側が鉄・タンパク不足だと、その子どもにも影響があるのではないかと、私はつねに感じています。子どもはもともと、駄々をこねるものではありますが、それにしても、そうした親御さんのお子さんは、落ち着かない様子の子が多いからです。専門家にみてもらえば、ADHD（注意欠如多動性障害）やLD（学習障害）などと診断されるケースも多いのではないかと思っています。

そうした母親側の検査データは、フェリチン値が30以下、BUN（尿素窒素）が10以下、中性脂肪（基準値は50～149mg／dl）は150以上と、絵に描いたような「鉄・タンパク不足＋糖質過多」を表しています。以前は、脂肪の摂りすぎが中性脂肪を増やすといわれていましたが、現在では、脂肪の摂りすぎではなく、糖質過多の食生活が中性脂肪が上げることがわかってきています。糖質を摂りすぎると血糖値が上がりインスリンが分泌されて、糖質をすべて脂肪に変えてしまいます。つまり、中性脂肪が高いというのは、糖質過多の表現型なのです。

乳児のころから、鉄・タンパクの不足した母乳を飲み、卒乳後も、母親と同じような食事を摂っているのだとすれば、子どもも「鉄・タンパク不足＋糖質過多」で、質的な栄養失調になっていると考えるのが自然です。おそらく、ビタミンB群、亜鉛、マグネシウムも不足していると思います。

親子ともども、食を正すことが大切です。

## 小児の鉄不足の原因は胎児のときの母親の鉄・タンパク不足

フェリチン値低下で、鉄欠乏性貧血になるのは、大人だけではありません。子どもにも、鉄不足の症状は現れます。

子どもの正常フェリチン値は、100〜300です。生まれたときは、たっぷりの鉄分を母親からもらってきていますので、生後6カ月くらいまでは、高フェリチンを保ちます。しかし、その後、母親が鉄不足のままで母乳を与えていたり、離乳食に必要な栄養が含まれていなかったりすれば、速いスピードで鉄分が減っていきます。

なかなか体重が増えない、成長期なのに身長の伸びが悪い、といった、身体的な成長の遅れがきっかけで気が付くこともありますが、それ以前に、子どもなのにイライラしている、いつも落ち着かない、などという多動の症状として現れることもあります。

先ほども書きましたが、子どもの正常フェリチン値は、100〜300です。女子のフェリチン値

30以下は、重篤な鉄不足であるといえます。男子は鉄不足に耐性がないので、フェリチン値50以下でも重篤な鉄不足で、発達障害などの臨床症状と関係している可能性が高いと思います。

母親の鉄不足は、子どものそれに直結します。具体的には、母親が、「妊娠時に貧血を指摘された」「産後うつ病になった」「産後にパニック障害を発症した」などの経験を持つ場合には、母親に鉄不足があることは確実だと思われますので、子どもにも鉄不足の症状が現れるリスクは高くなります。

思い当たる場合には、早急に小児科でフェリチン値を測定してもらうことをお勧めします。子どもの場合は、早期に鉄不足を発見して治療を行えば、比較的容易に臨床症状が改善する可能性が高いでしょう。たとえば、7歳児より5歳児、5歳児より3歳児の方が、改善が容易であると考えられます。

治療としては、処方薬の鉄剤、もしくはキレート鉄のサプリメント（フェロケル）を用います。子どもの場合、フェリチンは1カ月で10前後上昇するため、鉄剤投与の目安は6カ月前後です。

**【症例】夫のＤＶから逃げて、当院を受診となった親子も鉄不足、子どもは自閉症**

30代後半の女性。高校生の息子がいます。初診は平成27年5月でした。夫のＤＶ（ドメスティック・バイオレンス）から逃げて、実家のある広島に転居してきたといいます。母親は、「怖くて眠れない」と訴えます。血液検査の結果、ＢＵＮ：5.9、フェリチンは4以下でした。かなりの鉄・タンパク不足です。

高校生の男の子は、幼少期（2歳ごろ）より多動があり、よく迷子になっていました。6歳ごろになると、動作や手順のこだわりが強くなり、小学校では、整理整頓ができない、提出物が出せない、という状態にあったといいます。

そして平成25年（14歳のころ）より、県立障害者療育支援センターに通院し、詳細な心理テストの結果、自閉症スペクトラムと診断され、抗精神病薬エビリファイを投与されていました。

診察の際には、あまり自閉症のような印象は受けませんでしたが、薬で落ち着いているからだと母親はいいます。男子の血液検査は、ＢＵＮ：10・3、フェリチンは42でした。聞けば、5歳の弟も多動があるといいます。

母親は深刻な鉄・タンパク不足ですが、長年、糖質過多でタンパク不足の食事を続けてきたことに由来しますので、この男の子がお腹にいるときから鉄・タンパク不足が続いているはずです。後の章で述べますが、糖質過多で鉄・タンパク不足の状態ですと、嫌気性解糖主導のエネルギー代謝となりますので、子どももキレやすくなっていたのではないかと推測されます。当院で調べた限りのデータですが（まだそれほど多数のデータはありませんが）、自閉症の子どもを抱える母親のフェリチン値は、ほとんどが10以下です。

この男の子も、胎児のときからずっと鉄・タンパク不足があり、自閉症スペクトラム様の症状を呈しているのではないかと推察します。14歳時の「フェリチン値42」は、男性にとって最重度の鉄不足と判断されますが、2歳のころは現在よりもさらに鉄不足は深刻だったはずです。10年以上かけて鉄が増え（男子の場合には、出ていく鉄がないために成長とともに少しずつ増えるようです）、自閉症症状は幼いころよりも軽減していると推測されます。

鉄剤を6カ月程度服用し、男子の症状もだいぶ落ち着きました。今も親子で通ってきていますが、母親も安定し、親子ともに症状は落ち着いています。

次の資料は、子どもが鉄不足が原因で、多動や発達障害の症状を示していると思われるときに指導している食事アドバイスです。

◇子どものための食事療法

**1、お菓子、ジュース類は直ちにやめる**

精製糖質（第4章で詳しく述べますが、主に砂糖や白米、小麦粉など、精製された白い糖質のことを指します）のみを摂取すると、その代謝のために、補酵素であるビタミン、補因子であるミネラルが浪費され、ビタミン不足、ミネラル不足になります。

ですから、子どもの間食（おやつ）は、スナック菓子や菓子パン、アイスなどではなく、ゆで卵、チーズ、ナッツ、ハム、ソーセージなどをお勧めします。

**2、糖質を減らし、動物性タンパク質、動物性脂肪をしっかり摂取する**

糖質：タンパク質：脂質の比率を、現状の「6：2：2」から、「4：3：3」～「3：3.5：3.5」程度にするとよいでしょう。極端に糖質を減らしたり、ゼロにする必要はありませんが、糖質（炭水化物）はこれまでの半分くらいに減らします。

卵、肉、魚は毎日必ず摂取します。これまでの2倍と考えればよいでしょう。

### 3、オメガ6系である植物油はできるだけ減らし、炒め物はバター、ラードを用いる

ベニバナ油、コーン油、大豆油、ごま油などの植物油に多いオメガ6系の油を摂ると、炎症を促すようなプロスタグランジン（生理活性物質）が出ます。一方、オメガ3系の油（えごま油、亜麻仁《あまに》油など）を摂ると、炎症を抑えるようなプロスタグランジンが出ます。なるべくオメガ6系の油は減らし、オメガ3系の油を用いるようにしましょう。オメガ3系の油は、魚（ニシン、サバ、サケ、イワシ、タラなど）に多く含まれます。

また、飽和脂肪酸であるバターやラード、ココナッツオイルは、非常に安定した脂肪酸で、加熱に強く、酸化しにくく、また血中の脂肪濃度を上げません。炒め物にはバターやラードを用いるとよいです。

### 4、加工品はできるだけ避けて、素材から料理を作る

素材から料理を作る方が、素材の持つビタミン、ミネラルをしっかり摂取できます。子どもにも食材を切ったり、盛り付けたりなどの調理を手伝わせながら、自宅で料理をする習慣をつけるのが理想的です。

**5、食塩は直ちにやめ、天然塩を用いる**

できるだけカリウム、マグネシウムを含む天然塩を選び、十分量摂取します。当院ではマグネシウム含有量が最も多い、沖縄の「ぬちまーす」を勧めています。

**6、マルチビタミン、マルチミネラルも有用**

良質なサプリメントを利用することもお勧めしています（サプリメントについては第6章でもご紹介しています）。

**女子は中学生になったら鉄補給**

日本人女性が鉄分の摂取に本気を出さなくてはならないのは、思春期を迎える中学生・高校生からです。

当院（ふじかわ心療内科クリニック）を受診される女子高生の主な訴えは、不登校、過呼吸発作、自傷行為、些細なことでキレる、などが多いです。そして、ほとんどの女子は、フエリチン値を測ると10以下という、重篤な鉄不足に陥っています。

繰り返しになりますが、日本人女性の世代別のフェリチン値をみると、新生児は200〜300、12歳までは100〜300ぐらいですが、中学に入ってからの3年間でどんどん減少し、枯渇してしまいます。そして、先ほどのような症状で心療内科を受診しなくてはならなくなるころには、鉄分は空っぽになっているのです。

ですから、ぜひとも女子は、中学生になったら、「高タンパク・低糖質食」に切り替えるべきです。とはいえ、エネルギーをたくさん使う時期でもありますので、厳格に行う必要はなく、「清涼飲料水は飲まない」、そして「なるべくおかずを先に食べ、ご飯は後にする」「おかわりをするときには、ご飯ではなくおかずのおかわりをする」というルールだけでも十分です。

とくに運動部に入っているような女子の場合には、エネルギー代謝が活発ですので、お腹も空くでしょう。

そんなときでも、「ご飯のおかわりはなるべくやめて、おかずをおかわりしよう」というアドバイスであれば、受け入れてくれやすいと思います。

極めて緩やかではありますが糖質制限になりますし、おかずをたくさん食べれば、必須アミノ酸不足、必須脂肪酸不足、ビタミン不足、ミネラル不足を予防できるはずです。「豚汁、もう一杯！」などがよいですね。

そしてできれば、中学生になったらキレート鉄サプリの「フェロケル」を飲んだ方がよいでしょう。安価で飲みやすい鉄分サプリメントです。

**【症例】大学を中退し、ひきこもりとなった20代女性**

大学に行けなくなり、ひきこもるようになった20代女性の症例です。

自宅近くのメンタルクリニックに通院し、精神薬の服薬を続けていましたが、効果がないどころか、「薬を飲み続けるとフラフラするようになった」と辛さを訴えられました。学業を続けることもできなくなり、大学は中退されたそうです。

その後は、派遣事務職として、職場を転々としていました。仕事は頑張って、どうにかこなしていましたが、休日になると朝起きることが難しく、一日中寝ている状態でした。

平成27年3月の初診時は、朝起きるのが辛い、頭痛に悩まされているというのが主な症状でした。食事は偏食なく何でも食べているとのことでしたが、フェリチンを測定したところ、値は10でした。かなり低い数字で、辛そうでもあったことから、1回のみ鉄剤を注射しました（フェジン静注）。そして、鉄剤フェルムを処方し、「高タンパク・低糖質食」を指導しました。

すると、翌月に来院されたときは、かなり元気になり、週末も朝から友人と遊びに行けるようになったと報告してくれました。夜はお米のご飯を食べるのをやめ、卵、肉、魚を頑張って食べているということでした。

6月には、きびきびと歩くことができるようになった、頭痛も軽くなったといい、以前よりも仕事を頑張れるようになったということでした。このとき、フェリチン値は25に上がっていました。その後も鉄剤は継続してもらいました。

このような患者さんはとても多いです。次は中学生の不登校・ひきこもりの例です。

**【症例】鉄剤と栄養指導で不登校・ひきこもりが改善した中学生**

13歳の中学2年生（女子）の症例です。小学校5年生のころから、時々不登校がありましたが、中学2年生の5月ごろからはまったく登校できなくなってしまいました。本人は「行きたいのに行けない」「朝着替えて行こうとするけれど、動けなくなる」とのことで、家では勉強を頑張っているといいます。立ちくらみがあるため、小学校6年生のころから、内科で立ちくらみの薬をもらっていたそうです。初潮は12歳で、生理は順調にきており、食欲も普通にあって、偏食もないといいます。

中2の6月には、「死にたい」などの手紙を書いていたため、母親とともに当院を受診しました。血液検査では、BUN：8.1、RBC：477、HGB：10・8、MCV：75・3、フェリチンは4未満。明らかな鉄・タンパク不足でした。漢方薬の抑肝散《よくかんさん》（イライラや衝動性を抑える作用があります）と、鉄剤フェルムを処方。さらに、卵や肉、魚、チーズを毎日食べることと、プロテインの服用を勧めました。

翌月（7月）には顔色が良くなり、以前より動けるようになったといいます。さらに8月には、久しぶりに公園にも出られるようになり、数年ぶりに祖父母の家に遊びに行ったとのこと。立ちくらみの薬は中止になりました。

8月末の血液検査では、BUN：6.8、RBC：503、HGB：13・9、MCV：83・5、フェリチンは17。BUNはまだまだですが、フェリチンやMCVはだいぶ上がっています。

9月からは学校に行けるようになり、気持ちも安定しているといいます。抑肝散と鉄剤フェルムは継続し、引き続き高タンパク食を指導しています。

この例では、月経が始まり、毎月、鉄・タンパクを喪失するようになったため、栄養障害を生じて不登校となったと思われます。立ちくらみ（起立性低血圧）もタンパク不足が原因でしょう。BUNの目標は、当面は10以上、理想は15、そしてフェリチンの目標は、当面は50、理想は100以上と捉えています。RBCやHGBは正常でも、MCVやフェリチンのみが低下している鉄不足の症例は多いです。女子中高生の不登校のかなりの場合に、鉄・タンパク不足が隠れていると思っています。

この例もそうですが、多くの10代、20代女性では、偏食がないと自分（や家族）では思っているのに、鉄不足が起きています。つまり、現代の食生活では、よほど意識して「高タンパク・低糖質食」を続けないことには、炭水化物ばかりが過剰になり、鉄・タンパク不足に陥ってしまうのです。鉄・タンパク不足では、セロトニン、ドーパミン不足となりますから、精神症状を生じたり、ストレスに対する脆弱性が出てきます。

とくに、鉄・タンパク需要が増大する第二次性徴期には、鉄・タンパク不足となりやすく、不登校、ひきこもり、家庭内暴力、器物破損行為などの原因となります。

しかし、児童思春期を専門とする精神科医は、このことに気付いていませんから、薬物療法、カウンセリング、生活指導のみを行っています。今では私は「これでは治療になっていない」と言わざるを得なくなりました。

**鉄剤投与の期間と、フェリチン値の推移――男性、および50代以上の女性の場合**

鉄剤を処方したとき、どれくらいのペースでフェリチン値は上がるのでしょうか。

当院では、初診時にフェリチン値が低ければ、鉄剤(フェルム、もしくはフェロミア)を処方して、3カ月後にフェリチン値を再検します。

フェリチン値が上昇していくペースには個人差はありますが、3カ月後の数値の変化の割合をみると、その後のフェリチン値の推移が予測できます。

月経で血液を奪われない、つまり鉄のアウトプットがない50歳以上の女性や男性の場合、最初の値が低くても、鉄剤投与で毎月約10ずつ、フェリチン値が上昇します。

次のような症例は典型的で、数多くあります。

**【症例】50歳後半の女性**

平成26年12月、フェリチン28、鉄剤フェルム投与。

平成27年5月、フェリチン110、フェルム中止。
約半年で鉄剤を終了できました。

初診時にフェリチン値が30だった場合、半年後には100近くになる計算です。つまり、約半年の間、鉄剤を投与し続けて、100に達したら、その後は中止しても、食事やサプリメントでフェリチン値を維持できます。

フェリチン値がいったん100に達すると、出血などの理由がない限り、フェリチン値が下がることはありません。

もし、50歳以上の女性や男性に、フェリチン値が100を超えたのに、3〜4年ほど漫然と鉄剤を投与し続けると、フェリチン値が500を超えてしまい、鉄過剰症になってしまいます。

逆にいうと、これほどにまで鉄剤を飲まなければ、鉄過剰症にはなりません。

## 15〜50歳までの女性のフェリチンの上昇は遅い

一方、15〜50歳女性では、鉄剤投与によって、毎月フェリチン値が5も上昇すれば良い方です。当院での処方では、鉄剤投与で順調にフェリチンが上昇する人は7〜8割、鉄剤を投与してもなかなかフェリチンが上がらない人が2割、鉄剤自体が飲めない人が、5％ぐらいです。

たとえば初診時にフェリチン値が15の場合、3カ月後に30に上がっていれば、順調に回復していると判断しています。目標フェリチン値は100としていますので、なかなか鉄剤投与を終了できない人が多いです。もちろん、こうした方は、まず鉄過剰症には成り得ません。

15～50歳の女性の場合、いったんフェリチン値が100に届いても、鉄剤を中止すると、急激にフェリチン値は低下して、1年後に症状が再発する人も非常に多いです。

ですから、100に届いても鉄剤はストップせず、隔日投与とします。そうすればフェリチン値が保たれます。

**【症例】50代女性のうつ病でも鉄不足あり**

先ほど書いたことと矛盾するようですが、50代の女性でも鉄不足がある場合もありますので、症例をご紹介しておきます。

55歳の女性です。初診は平成26年9月でした。

生来健康であった女性ですが、同年6月に旅行をした後、体調を崩し、テレビを見る気がしない、読書ができない、眠りが浅く熟眠できない、めまいや目の疲れが続く、などの症状に悩まされていました。

8月になると、倦怠感が強くなり仕事に行けなくなったため、近くのクリニックに通院し、睡眠導入剤や抗不安薬を処方してもらったそうですが、改善しませんでした。

当院での初診時は、不安や焦燥感が強く、じっと落ち着いて話が聞けない状態でした。食欲が低下して、2kgの体重減少、そして熟眠障害がありました。このときの血液検査では、BUN：13・6、RBC：422、HGB：12・0、MCV：88・9、フェリチンは10しかありませんでした。うつ病と診断し、抗うつ薬ジェイゾロフトとドグマチール、抗不安薬メイラックスを処方し、鉄剤を追加しました。

翌月（10月）6日の受診のときには、だいぶ落ち着いて話ができるようになりました。そして同月20日には、普通の状態に戻り、食欲も出て、眠れるようになったということです。

その後、ドグマチール、メイラックスは中止しました。

翌27年1月にはジェイゾロフトも中止し、鉄剤フェルムのみ継続しました。そして2月になると、心身ともにすっかり元気になり、ランニングも始めたそうです。

このときの血液検査です。BUN：20・8、RBC：428、HGB：13・1、MCV：92・3、フェリチンは93となりました。「発病前には肉と魚は食べていたが、卵は食べていなかった。今は卵も食べています」とのことでした。

初診時の血液検査では、RBCとHGBは正常値なのに、MCVが低く、フェリチンが低い、典型的な鉄欠乏パターンです。MCVの低下は、フェリチン値とともに、鉄不足の鋭敏な指標となります。

ただし、ビタミンB12不足の場合（胃切除患者）や葉酸不足（常用飲酒者）があると、MCVが上昇して、鉄不足がマスクされて（隠されて）しまいます。

MCVが90以下の場合には、鉄不足（小球性貧血）が考えられますが、MCVが90～100あっても、フェリチン値が低い場合には、鉄不足＋常用飲酒者であることが考えられますので、注意です。つまり、アルコールを多量に摂取していると、葉酸の吸収が阻害され、MCVの値は大きくなるのです（大球性貧血）。葉酸の不足によりDNAの合成が障害され、細胞が大型化するせいです。

さて、この女性の症例は、55歳で発症したうつ病で、鉄不足が要因としてあったわけですが、通常の精神科治療では、鉄不足も見過ごされますし、また50代の鉄不足はさらに見過ごされがちです。

51歳以降発症の女性のうつ病でも、約20％に鉄不足の所見があると考えています。この症例では、約4カ月間の鉄剤投与で、フェリチンが93まで増加しています。しっかりタンパク質も摂取できており、BUNも増加しています。

この世代の女性は、消耗性疾患（胃潰瘍やがんによる出血など）の合併などがない限り、当院での治療によりフェリチンは順調に増加します。

一方、若い世代の女性では、月経で鉄が失われるので、なかなかフェリチンが上昇しません。いずれの年代においても、鉄不足がある患者さんでは、鉄剤による治療を行わないと、抗うつ薬がいつまでも終了できないことになります。


**【症例】心因性が疑われる育休明け女性のうつ病も、鉄不足が原因だった**

心因性と思われるうつ病でも、鉄不足が関与していることもよくあります。30代後半の女性の例です。初診は平成26年7月でした。

4人の子育てをしながら会社員として働いている女性です。平成25年11月に、4人目の子どもの育休が明け、育児時短勤務で働くようになりました。そのころに、夫に同僚とのメールを詮索《せんさく》監視され、行動を疑われて非難されるようになり、夫のことが怖くなったといいます。平成26年5月ごろからは、不眠、抑うつ気分が出てきて、仕事中に涙が止まらなくなることもありました。

初診ではうつ病と診断し、抗うつ薬ジェイゾロフトとドグマチール、抗不安薬メイラックスを投与し、鉄剤のフェルムも追加しました。不安や恐怖心が強く、オドオドしている様子で、頭の回転が鈍くなってしまっているせいか、質問に対しての応答も遅いという状態でした。血液検査では、ＢＵＮ：13・0、ＲＢＣ：483、ＨＧＢ：12・7、ＭＣＶ：81・0、フェリチンは7と低いものでした。

しばらく妹さんの家に泊まり、そこから仕事に出ていたそうですが、抗うつ薬の効果は乏しく、気持ちが休まらないため、平成26年8月、入院病棟のある病院に紹介し、入院しました。

その後、入院による休養で落ち着きを取り戻し、10月からは夫とは別居して仕事に復帰。また当院への通院を始めました。入院中にドグマチール、メイラックスは中止となりましたが、抗うつ薬のジェイゾロフトは本人の安心のために継続しました。

平成27年2月、すっかり元気になり、ジェイゾロフトは中止しています。表情は豊かになり、声の張りも出て、質問の応答速度も速くなっており、明らかに代謝が改善していると見受けられました。ご本人も「鉄剤のおかげで体が元気になり、気持ちも強くなった」と言います。実際、血液検査のフェリチンは上昇していました。MCVは90・3、フェリチンは77でした。

夫との折り合いが悪く、入院治療を要するほどの重度のうつ病を発症した症例です。発症時、4人目の子どもを出産して、明らかに鉄不足の状態でした。鉄剤のおかげで、フェリチンは半年で7から77まで上昇しています。

この症例のうつ病の原因として、確かに夫との不仲という心因は大きいのですが、鉄不足も大きく関与しているものと思われます。つまり、心因＋鉄不足により発症したと解釈できます。その2つの原因の関与比率は、それぞれ何%ずつ関与しているのかについては、調べようがありません。しかし、もし、発症前に鉄不足がなかったら、うつ病を発症せずにすんだのかもしれません。

現在、うつ病は治り、夫との離婚も成立し、すっかり元気になって職場に復帰して働いていますが、本人も鉄剤で明らかに元気になったと述べており、発病前の鉄不足のときとは体調がはっきり異なると自覚されていることは確かです。

### フェリチン値が上がらない患者さんへの指導

フェリチン値が思うように上がらない患者さんには、次のような指導を行います。

1、高タンパク・低糖質食を、さらに徹底するように指導します。しかし、もともと少食で、量が入らないという人も多いです（「旦那さんよりお肉をたくさん食べて」と言うと「それは無理です」と言われてしまうこともしばしばです）。
2、鉄剤の吸収を高めるビタミンCを併用します。
3、鉄剤を、お茶やコーヒーと一緒に飲んでいないかを再確認します（お茶やコーヒーに含まれるタンニンは鉄剤に吸着して体内への吸収を阻害します）。
4、キレート鉄フェロケルの併用をお勧めします。ヘム鉄は効果が乏しいので、当院ではお勧めしていません。
5、これらの策で解決しない場合は、婦人科治療を依頼します。過多月経を軽減させる、人によっては月経を止める治療（ホルモン治療、低用量ピルなど）が必要になる場合もあります。

6、ビタミンE（d－α－トコフェロール）400～800IUを飲んでもらうことで、プロゲステロン（黄体ホルモン）とエストロゲン（女性ホルモン）のバランスを整えて、月経の経血量を減らすことができます。月経痛のある人や、月経の重い人にはお勧めしています。

7、フェリチンが上がらない場合には、他の出血性疾患、消耗性疾患も考えます（が、基本的に当院に来られるような方は、精神科以外は元気な方が多いですので、ケースとしてはあまりみられません）。

**鉄処方の治療について、基礎知識のまとめ**

当院での鉄処方における基礎的な知識をまとめます。

まず、フェリチン値が30以下であれば、貧血の有無とは関係なく、鉄不足という診断となり、積極的な治療対象となります。

鉄不足の症状は次の通りです。

○イライラしやすい。集中力低下。神経過敏。些細なことが気になる。

○立ちくらみ、めまい、耳鳴り。偏頭痛。

○節々の痛み（関節、筋肉）。腰痛。
○喉の違和感（喉が詰まる）。
○冷え性。
○朝なかなか起きられない。疲れ。
○出血（アザ）。コラーゲン劣化（肌、髪、爪、シミ）。ニキビ、肌荒れ。
○不妊。
○レストレスレッグス症候群（ＲＬＳ＝ムズムズ脚症候群）。
○やたらと氷を食べる。……など。

月経のある女性の大多数が、鉄不足に陥っており、とくに出産後に悪化する傾向があります。これは前にも書きましたが、妊娠中を通じて子どもに鉄が移行するためです。

菜食主義者、炭水化物依存症の場合、とくに鉄不足が顕著であり、多くの症例ではタンパク質不足も併せ持っています。タンパク質不足は、ＢＵＮ（尿素窒素）が10以下の場合です。

フェルム、フェロミア、フェロ・グラデュメットなどの鉄剤は、効果は強いのですが、消化器症状が出る人もいるため（お腹の調子が悪くなるなど）、脱落してしまう患者さんが多いのが難点です。

どのような疾患の患者さんでも、共通する目標は、フェリチン値100です。指導後、初診から3カ月後に再検査をして、以後は半年ごとに検査をします。

お茶やコーヒーは、鉄の吸収を妨げてしまいますので、服用の前後、1時間は飲まないようにします。

また、マクロビオティック、玄米食を実践している場合には、玄米に含まれるフィチン酸の作用により、鉄、亜鉛の吸収が阻害されてしまうので、玄米は避けるようにします。

さらに、ビタミンEも鉄吸収を妨げますので、ビタミンEのサプリメントを利用する際は、8時間は空ける必要があります。

一方、ビタミンCを同時に摂取すると、鉄の吸収率は上がります。

## 体内での鉄の動き方

健康な人の体の中には、大体3～4gの鉄があります。そのうち、3分の2程度が、ヘモグロビンと結合した状態の「ヘム鉄」です。後の3分の1は、フェリチンなどの貯蔵鉄です。

食事の中に含まれる鉄の多くは3価鉄（$Fe^{3+}$、電子を3つ失ったイオンの状態の鉄＝非ヘム鉄）ですが、多くは消化管内で還元されて２価鉄（$Fe^{2+}$）となり、十二指腸から吸収されて、毛細血管に入り、そこでトランスフェリンというタンパク質と結合します。トランスフェリンは血液中で鉄を運ぶためのタンパク質です。

また、一部の鉄は、トランスフェリンに運ばれて赤芽球《せきが》（赤血球に育つ前の血液細胞。造血幹細胞から赤血球になる分化途中段階の細胞のこと）に取り込まれます。

そして、残りの鉄は、肝臓や脾臓《ひぞう》に運ばれて、フェリチンとして蓄えられます。

鉄は反応性が高いので、２価鉄や３価鉄といった遊離イオンの状態では放置されていません。多くはトランスフェリンと結合しています。遊離した鉄イオンそのものには毒性があるので（後述する「フェントン反応」を起こします）増えすぎは困りますが、タンパク質と結合していれば毒性はありません。

こうした体内での鉄の動きを踏まえて、鉄過剰症の問題について述べていきます。

医学の教科書には、鉄が過剰だと細胞毒になると記載されています。鉄の過剰は、「遊離した鉄イオンの過剰」と「タンパク質と結合したフェリチンの異常高値」に分けて考える必要があります。

また、鉄過剰症の要因となりうる鉄剤投与については、「静脈注射」と「経口投与」を分けて考えます。

### 治療の実際・鉄過剰症の問題について

まず静脈注射についてご説明します。

フェジン（鉄剤）の静脈注射は、重度の貧血と診断されたときなどに行われます。貧血の患者さんや妊婦さんに、頻回にフェジンの静脈注射をする内科や産婦人科は多いようです。血液中の鉄が少ないのですから、直に注射をすれば、手っ取り早く増やすことはできます。

しかし、当院では、最も重度の鉄不足の場合に、最初に1回のみ行います。なぜなら、何度もフェジンの静脈注射をすることは、これこそ、鉄過剰症のおそれがあるからです。

先ほど述べたように、食事や薬、サプリメントなどの形で口から入った鉄は、消化吸収の過程で、タンパク質と結合します。

しかし、フェジンの静脈注射では、タンパク質に結合していない遊離した鉄イオンを、そのまま血中に投与することになってしまいます。

体内に遊離した鉄イオンが過剰になると、困ったことが起きます。鉄イオンは、酸素と反応しやすいのですが、過剰な鉄イオンがあると、酸素と反応して「フェントン反応」を引き起こしてしまうのです。フェントン反応とは、過酸化水素が、鉄イオンや銅イオンの触媒作用により、活性酸素の一つであるヒドロキシラジカルに変化することです。

このヒドロキシラジカルは猛毒です。ＤＮＡ、細胞膜、ミトコンドリアを酸化し、生体内の分子を傷付け、がんの原因にもなります。

産婦人科では貧血の妊婦さんに、フェジン静脈注射を繰り返すことがありますが、これは即刻やめるべきです。遊離鉄の過剰を招き、寿命を縮める危険な行為なのです。

では一方の、経口投与はどうでしょうか。先に述べたように、鉄剤経口投与では、必要量だけがトランスフェリンと結合し、吸収されます。必要量以外は便と一緒に排出されてしまいます。このため、鉄剤の経口投与による遊離鉄イオンの過剰は、理論的にはあり得ません。口から入る場合には、鉄過剰症にはなりにくいのです。

もちろん、日々、肉を積極的に食べている男性に、漫然と何年もの間、鉄剤を経口投与していたら、フェリチン値は異常に上がるでしょう。

しかし、ひどい鉄不足に陥っている日本人女性の場合は、経口投与である限り、鉄過剰症の心配はないといえます。鉄過剰症の不安をあおることは、鉄摂取の妨げになりますので、かえって害になる情報だと思います。

繰り返しますが、欧米では、フェリチン値が100に届かないと鉄不足の診断なのです。しかし、日本人女性では、15～50歳の99％がフェリチン値は100に満たないのですから、注意喚起すべきは「鉄過剰」ではなく、「鉄不足」の方なのです。

# 第3章　鉄——地球・生命にとって特別な元素

## 鉄はなぜ重要な物質なのか

これまでの章では、うつ・パニック障害の患者さんに鉄剤を処方し、その症状を改善させ、多くの人を完治させたことについて述べてきました。また世界の多くの国々において、栄養素としての鉄が重要視されていることも指摘しました。

栄養療法に取り組む際には、当然ながら、鉄分摂取だけが重要なのではありません。良質のタンパク質、脂質、ビタミン、ミネラルの摂取が大切です。そのミネラルのうちの一つが鉄分で、他のミネラルにもそれぞれの働きがありますから、バランス良く摂取する必要はあります。

とはいえ、鉄というミネラルは、「バランス良く」という言葉の中に押し込めてしまうと、その重要性を見失ってしまいます。それほど生命活動になくてはならない重要な成分、はっきりいえば、他のミネラルにはない特別な性質と働きを持っている成分なのです。

第3章では、地球上で多様な役割を果たしてきた元素としての鉄の働きをご紹介し、その重要性を裏付けていきます。生命は、鉄のおかげで誕生して、人類へと進化してきました。私たちの生命活動は、鉄がないと成り立たない仕組みになっています。

また、人類は鉄を利用して、今日のような機械文明や電気文明をつくり上げてきました。金属としての鉄が、歴史を通じて果たしてきた多様な役割も交えながら、私たちの命にも暮らしにも、鉄が大きく関わっていることを伝えたいと思います。

さらに鉄は、今後の人類の課題である地球環境問題の解決のカギを握るとしても着目されている元素でもあります。鉄が人類にもたらすものは、幅広く、奥深いということに驚かれるでしょう。

## 金属としての鉄と人類の発展

鉄といえば、鉄板や鉄筋などの金属材料の状態のものを思い浮かべることが多いでしょう。建物や自動車、橋や機械など、さまざまなものに使われています。

人間と鉄とのつきあいは、古代にまで遡《さかのぼ》ります。弥生時代には鉄器の利用が始まったとされており、それ以前の縄文時代にも、砂鉄などを原料にした鉄加工の痕跡があるようです。

鉄の道具によって農耕の効率が上がり、生産性が向上したことは、人類の人口増に大きく影響しました（農耕の繁栄により穀物を主食にしたことは、栄養面においては問題も残しましたが）。

また、世界を見渡しても、鉄を用いた武器を利用できた文明は、他の文明との争いで優位に立つことができました。「鉄は国家なり」「鉄を制する者が天下を制す」などという言葉もあるように、文明を維持拡大する上で、鉄は非常に重要でした。

その後、産業革命が起き、人類の生活は大きく変化しました。鉄はそこでも多大な役割を果たしました。蒸気機関などの新型機械が誕生したのも、鉄を大量に生産できたからです。

鉄はとても安価で、強い強度を持つ金属であることから、鉄筋コンクリートや鋼材など、建築物や機械の構造を支える材料として世界中で広く使われています。また、鉄には磁性があるため、この特性を生かして発電が行われたり、電化製品に利用されたりしています。鉄を有効利用するさまざまな技術が、人類の進歩に大きな役割を果たしてきました。そして今でも鉄は、この現代文明を根底から支えているといってよいでしょう。

金属としての鉄をざっと振り返ってみただけでも「鉄はすごい！」と唸《うな》りたくなりますが、鉄のすごさはそれだけではありません。

## 生命維持活動に必要な「電子の受け渡し」

第1章の冒頭でも述べたように、私たちの体の中で、鉄は大切な働きをしています。血液中のヘモグロビンの働きとは、つまりは鉄の働きのことです。呼吸を通して取り入れた酸素を体の隅々まで運び、二酸化炭素を回収してきます。そして運ばれた酸素により、体の隅々でエネルギーが作り出されますが、このときにも鉄の性質がカギを握っているのです。

鉄は、金属の状態の他に、イオン化した状態があります。前の章でも述べましたが、水溶液の中では、2価の鉄イオン（$Fe^{2+}$）、または3価の鉄イオン（$Fe^{3+}$）に姿を変えます。金属としての鉄と、イオン化した鉄の振る舞いが違うのはわかると思いますが、2価鉄、3価鉄のそれぞれの状態でも、鉄の振る舞い方は異なってきます。

たとえば、3価鉄は2価鉄に比べて、水への溶解度が格段に小さいため、水に溶解して移動した2価鉄が、3価鉄に変わることで沈殿する（鉱物になる）現象が生じます。

2価鉄と3価鉄、この2つの安定度の差は小さいものですので、置かれた環境によって2価になったり、3価になったりします。このとき鉄イオンは、電子を出したり、電子を受け取ったりしています。

この電子の受け渡しサイクルは、無限に繰り返すことが可能です。この受け渡しサイクルが何に役立つかというと、先述したような、酸素を運んで二酸化炭素を回収するという「呼吸」に役立っているのです。

また動物以外にも、植物の光合成など、生物の生命維持活動の際に必要な「電子の受け渡し」に利用されています。

このような電子の受け渡しを担うことができる元素は他にはありません。こんなふうに「都合の良い」元素など、他には見当たらないのです。

元素の周期表をみてみると、鉄のすぐ後ろ（右側）にあるコバルト、ニッケルは、2価だけがとくに安定ですから、鉄のような「電子を受け渡しする働き」はあまり期待できません。

一方、3つ以上のさまざまな原子価をとるバナジウム、クロム、マンガンなどは、途中で別な反応を起こしてしまい、元の化合物に戻らない可能性があります。鉄のように安定して繰り返し利用することは難しい、ということになります。

鉄は、さまざまな化合物に含まれている窒素、酸素、硫黄原子と結合をしやすいため、生命にとって極めて重要な、多くの化合物を作ります。

とくに鉄がユニークな点は、鉄の原子価が2価でも3価でも、化合物がほとんど同じ立体構造をとることです。このため、化合物の中心にいる鉄原子が、容易に電子の受け渡しをすることができるのです。生命活動にとっての「便利屋さん」ともいえます。

## 血液中で繰り返し酸素輸送ができる鉄

このことについて、『鉄理論＝地球と生命の奇跡』（矢田浩著、講談社現代新書）という書物の中で解説されています。少し引用してみます。

「たとえば呼吸に必要なシトクロムというタンパク質（酵素）の中の鉄は、他の物質から電子を受け取って二価になり、またほかの物質に電子を渡して三価になるが、このときシトクロムの立体的な形はほとんど変わらない。他の遷移《せんい》元素ではなかなかそうはいかない。

銅では、一価のときに正四面体の中心を占める四配位構造をとるが、二価になると正方形の中心位置をとろうとする。このような元素は、電子の受け渡しに向かない。生命は、鉄が入手しにくくなってから銅も利用できるようになったが、鉄の機能のごく一部を置き換えることができたにすぎない。

また鉄の配位化合物は、配位子の一つがとれてしまっても、同じ構造を維持しようとする傾向がある。これを利用したのが、ヘモグロビンの酸素輸送である。ヘモグロビンの鉄が酸素を配位子の一つとして運んできて、それを受け取る筋肉などで切り離しても、ヘモグロビンの立体的な形はほとんど変わらず、くり返し酸素輸送に利用できるのである。

もう一つの鉄の重要な特性は、強い磁性を持つということである。室温で磁性を持つ元素は、鉄、コバルト、ニッケルだけで、その中で鉄は一番強い磁性を持つ（その他に原子番号64以降の六個の希少な元素が低温で磁性を示す）。この特性は、文明世界を発展させる大きな要因となった鋼をもたらし、さらには電気文明をも人類にもたらすことにもなる。」

鉄は地球でいちばん多く存在する元素です。多数を占める鉄が、これだけ特別に優れた機能を持っているということは、ありがたいことですし、この本の著者も「偶然とはいえ本当に不思議としか言いようがない」と述べています。私も本当にそう思います。

鉄と他のミネラルについて比較してみますと、鉄以外の多くのミネラルは拮抗《きっこう》元素として存在しています。典型的なのは、カリウム（K）とナトリウム（Na）です。この2つには拮抗作用があり、ナトリウムが血圧を上げる作用があるのに対して、カリウムには降圧作用があります。マグネシウムとカルシウムも拮抗元素であり、どちらか1つのミネラルを摂りすぎると、バランスが失われて、他方のミネラルの不足を招きます。言い換えると、マグネシウムは天然のカルシウム拮抗薬でもあるということになります。亜鉛も銅の拮抗元素です。

ところが、鉄は他に拮抗する元素を持ちません。その理由は明らかではありませんが、生命誕生のときに単一で働いていたことと無縁ではないでしょう。地球にあらかじめ多量にあった鉄という元素の特性を利用する形で、生命が生まれて発展してきたということなのだと思います。

そう、鉄の重要性は人体に限られた話ではありません。地球上のほとんどすべての生物にとって、鉄は必要不可欠な元素です。先ほどの呼吸、DNA合成、そして植物の光合成や窒素固定など、生命体に必要な多くの働きの中で、鉄は中心的な役割を果たしています。鉄がなければ地球上のほとんどの生命体は生きていくことができないのです。

## 地球は鉄の惑星——地球の重量の30％は鉄

さらに、私たちが地球の表面で快適に暮らしていけるのも、鉄が大量に存在しているからです。じつは宇宙からは有害な宇宙放射線が降り注いでいます。これは、人間にとっても他の生物にとっても大変危険なものです。しかし、放射線はこの地上にまで届かず、微量な放射線は地表まで届くものの、生命に害を及ぼすほどの量は到達しません。なぜでしょうか。

それは、地球が持っている磁場、イコール地磁気のおかげです。この地磁気がバリアとなり、放射線の直撃を回避できているのです。地磁気は、地球内部に存在する鉄の一部が溶解し、電流が流れていることで形成されています。地球内部に大量の鉄があることによって、地球の表面を安全な環境にしてくれているのです。

地球の中に大量の鉄が存在するといわれてもピンとこないかもしれません。なぜなら、目に見えないからです。ほとんどの鉄が地球の中心部、私たちの足下深くに、集中して存在しています。鉄は地球に存在する元素の中において、最大の重量を持っています。地球の重量の約30％は鉄が占めているのです。

宇宙飛行士の感想に基づいて「地球は水の惑星」であると表現されますが、これは地球の表面についていえば、なるほどそうでしょう。地球表面の7割は水で覆われています。しかし、重さという側面からいえば、「地球は鉄の惑星」である、ということになります。

最近の宇宙研究によると、人類が住むことのできる地球のような惑星が形成されるためには、鉄が存在している必要があると考えられているそうです。ならば、宇宙に鉄はどれだけ存在しているのでしょうか。鉄は他の元素との相対量を比べたとき、宇宙の中でも非常に多く存在しているということなのです。

地球のみならず、宇宙全体においても、鉄は特別な存在なのです。そのような、宇宙・地球・そして生命体に、本来なら行き渡っているはずの鉄が、食生活の偏りによって、特定の人の体から不足してしまっていることが、いろいろな問題を引き起こしていると考えられます。地球に生まれてきた生物として、鉄不足では健康を維持できないのです。

### 原始の海には大量の鉄が溶けていた

宇宙全体にまで話を広げすぎましたので、地球規模のところまで戻したいと思います。

地球が鉄の惑星でなければ、多様に進化した生物が繁栄し、ついには人類が誕生する、というようなことは決して起きなかったといわれています。地球上の最初の生物は、海水中に溶けた鉄イオンを利用してエネルギーを得ることで誕生したとみられているのです。

約40億年前、熱い鉄の塊《かたまり》であった地球が冷えて、海ができました。現在の海水はアルカリ性ですが、当時の海水は、原始大気に大量に含まれていた塩化水素の影響で、強い酸性を示していました。そのため岩石中の鉄は海水中に大量に溶け込んでいたのです。

当時、地球はまだ酸素で覆われてはいませんでしたので、鉄は酸化されることなく、鉄イオンという形で海水中にとどまっていたのです。やがて、地磁気が今と同じくらいの強さを持つようになり、地表の安全性が高まりました。

そこに登場したのが、地球最初の生物であるシアノバクテリアの仲間です。シアノバクテリアは海水中にたっぷり含まれていた鉄を補因子（触媒）にして、光合成を行うようになりました。海の浅瀬で太陽光のエネルギーを使い、二酸化炭素と水を原材料として有機物を作り出すことができるようになり、地球上に酸素が放出され始めました。

## 鉄を補因子としたエネルギー代謝が生命の基本

この光合成が、地球史上初の生物によるエネルギー代謝です。バクテリア、プランクトン、植物、動物などの生物は、鉄を補因子としたエネルギー代謝からスタートしたのです。鉄がなければ生物は生きていけないというより、鉄がなければ現在のような生命は誕生しなかったともいえます。

その後、進化の過程において、生命は鉄以外のマグネシウムなどのミネラルを補因子として使うエネルギー代謝のシステムも獲得しました。そして、さらなる進化の過程で、ビタミンB、ビタミンCなどのビタミンも、エネルギー代謝において補酵素として使うようになりました。こうして徐々に高度で複雑なエネルギー代謝をつくり上げてきました。

ここからわかることは、鉄はすべての生物のエネルギー代謝の根幹の根幹であるということです。順番として、まず鉄が先なのです。ですから鉄が不足すると、鉄を補因子とする代謝のみならず、鉄以外のミネラルを補因子とする代謝やビタミンを補酵素とする代謝も滞ってしまいます。

不調を訴えてクリニックを訪れる鉄不足の女性に鉄を補えば、不快な症状が劇的に改善します。これは基本的な生命活動であるエネルギー代謝がスムーズになるからです。

したがって、鉄不足を放置した状態で、亜鉛やマグネシウムなどを投与しても、さして効果はありません。鉄不足を放置して、ビタミンBやビタミンCだけを摂取してもダメなのです。まずは鉄を満たした上で、他のミネラルを補い、その後でマルチビタミンを補うことが、治療の道筋として正解であるということがいえます。

また、鉄過剰症については先述しましたし、また後でも述べますが、この問題も、生物誕生のメカニズムを鑑《かんが》みれば、そう簡単に鉄過剰症になる個体は生き延びていないはずだと考えられます。鉄に満ちた地球上では、鉄過剰症にならないようなシステムを備えた生物だけが生き残ってきたはずです。

## 海水中の鉄がなくなり生物は地上を目指す

さて、生命誕生当時の海水中には、２価の鉄イオンが大量に溶けていました。シアノバクテリアが吐き出す酸素は、これを酸化して、３価の鉄イオンに変えていきました。３価の鉄はさらに酸化され、水酸化物となって海中に沈んでいきました。これが鉄鉱石となります。現在の地球は、地殻変動を経て、当時の海底が陸上になっている部分があります。たとえば、有名なオーストラリアの鉄鉱山などは、当時の海底が隆起したものです。

こうして酸化が進むと、海水中に溶けた鉄はだんだん少なくなっていきました。一方、光合成によって吐き出される酸素が地上に増えたことで、酸素を利用する、つまり呼吸をする生物が現れ、急激な進化を遂げていきます。その一方で、あんなにあった海水中の鉄はほとんどなくなってしまいます。これでは生命活動に必須の鉄が足りません。

　そこで、生物は地上を目指しました。なぜなら、そこには酸素があり、鉄があったからです。陸上の岩石は鉄を含んでいたのです。

　地上に進出したのは、シアノバクテリアや真核藻類などの、岩石や鉱物から鉄を溶かし出す能力を持った生物です。そしていつしか、土から鉄を取り込む仕掛けを持った、根を持つ植物が繁栄を始めました。植物の多くは、根から酸を出して鉄を溶かし、水溶物にして、それを吸い上げる術を獲得したのです。

　やがて動物も陸上に進出しますが、当然ながら動物にも鉄は必要不可欠でした。動物は鉄を取り込んだ植物を食べたり、植物から取り込んだ鉄を蓄えている動物を食べたりして、間接的に鉄を摂取します。しかし、それだけでは心配です。その都度利用して、足りなくなってしまったら困ります。

　そこで動物は、鉄を蓄えるフェリチンなどの専用のタンパク質を備えました。フェリチンは鉄を20%以上も含有することができます。フェリチンは、肝臓や、古い赤血球が処理される脾臓、そして骨髄や、鉄を吸収する小腸などにあります。また血液中を安全に運ぶために、トランスフェリンという専用のタンパク質も動物には備わっています。

動物はこのような手の込んだ仕組みを用意してでも、鉄不足を予防したのです。

## 海の鉄を増やせば豊かな漁場ができる

ここからは、本書の主テーマである人体における鉄の働きから離れますが、話の続きとして、地球環境問題と鉄というところまで触れてみたいと思います。

海で生物が発生した当時は、海水中に豊富な鉄イオンがありました。しかし、地上で繁栄した植物が吐き出す酸素と結合し、鉄イオンは生物の周りからなくなっていきます。鉄そのものはあるのですが、水に溶けた鉄イオンが極端に少なくなったのです。

地上に上がった生物は、先に述べたような鉄を取り込む仕組みをつくりましたが、鉄が減る一方の海では、海中に棲む生物はどうなるのでしょうか。

海水中の鉄イオンが少なくなった後は、海への鉄の供給は、陸上の動植物の残骸を利用する微生物の働きによりもたらされるようになりました。

地殻には、わずかですが鉄が存在しています。そこに、自然の営みの中から、枯れ葉や果実や虫の死骸が土に還《かえ》ります。それらが混ざり合って作られる腐葉土の中の、フミン酸やフルボ酸という有機酸が、土の中の鉄と結び付きます。その結合力は、酸素との結合力よりも強いため、酸化されることなく、川の土砂と一緒に海にたどり着くことができます。

ですから、海の手前の方、湾内は鉄イオンが多く、海の生物も多いのです。

鉄イオンの多い湾内の海水と、鉄イオンの少ない外湾の海水の2種類で、植物プランクトンを培養してみると、そのままだと湾内の海水の方がプランクトンは増えます。ただし、実験などで明らかになったのは、鉄を添加すれば、外湾の海水にも湾内の海水のようにプランクトンが増殖するということです。

つまり、外湾の海水は、栄養分が不足しているのではなく、鉄が不足しているだけだったのです。海に生物が生息しているのは、陸地に近いごく限られた海域でしかありません。それは食物連鎖の最底辺にある植物プランクトンを作り出すために不可欠な鉄が、陸地から供給されているからです。

これを検証するために、実際の海洋に鉄を散布して、植物プランクトンがどれだけ増えるかを調べる実験が、1993年から2004年にかけて、延べ10回、各国の研究機関によって行われました。これには日本も参加したそうです。そして、仮説は概《おおむ》ね実証されたということです。

また、この散布実験に際して、海中から大気中への二酸化炭素の放出量が、約60%減少したとされる論文も発表されています。もしかすると鉄には、地球温暖化を解決する大きな可能性があるかもしれないということです。

気仙沼に拠点を持つ、自然環境保全を目的とするＮＰＯ「森は海の恋人」は、「鉄炭団子」というものを川や海に投入しているそうです。この団子は、使い捨てカイロの中身である鉄と炭に、クエン酸などを混ぜたもので、これが水に溶けると、炭に比べてイオン化傾向の高い鉄が溶け出し、海水中に２価鉄イオンが放出されることになります。

ヘドロが堆積しているような汚れた水底では、嫌気的環境といって、酸素が少ない状況にありますので、２価鉄イオンは遊離酸素で酸化される心配がありません。ですから、２価鉄イオンはそのまま、ヘドロ周辺の微生物に利用されることとなり、微生物の活性が高められた結果、ヘドロが分解される、という現象が起きるということです。

こうして、「鉄炭団子」を投入した川や海では、ヘドロが激減したり、悪臭が消えたりして水質が改善され、さまざまな水生生物が蘇っているそうです。

つくづく、鉄は不思議な元素であると思います。

# 第４章　エネルギー代謝と鉄
## ――あらゆる病に鉄不足が関わる理由

### 鉄は生命活動の基本の要素

体内に鉄が増えると、適切にセロトニン、ドーパミン、ノルアドレナリンが分泌するため、感情が安定して思考が柔軟になります（こうした神経伝達物質を作る酵素の補因子として、鉄が働いているためです）。頭の回転が速くなり、体の動きもキビキビとしてきます。すると、ストレスに強くなり、いろいろなことが起こっても余裕を持ってしなやかに対応できるようになります。

職場での仕事の効率も良くなります。クヨクヨと悩みがちだった方も、体調が良くなることでキビキビと動くことができるようになるので、不全感や停滞感によるストレスも減り、良い循環になって、悩みや取り越し苦労も減っていきます。家庭の中でも無用な衝突やイライラ、不和がなくなり、円満になります。

医学教育では、鉄過剰症が強調されがちですが、現在の日本人女性にとってはあり得ないことです。経口摂取では鉄過剰症にならないシステムが体に備わっているからです。もし鉄過剰症になるとしたら、フェジンの頻回注射、あるいは輸血などの特別な状況の場合です。

高齢者の中では100人に1人程度の割合で、フェリチンの異常高値を示す人がいますが、それは肝炎や悪性腫瘍など、細胞が壊れる疾患を持つ人、すなわち細胞が壊れ、ミトコンドリア膜の鉄が血液中に出てしまうという特別なケースのみです。

この第4章では、鉄不足を解消することが、うつ・パニック障害などの不安障害の改善のみならず、他の精神疾患にも功を奏すること、慢性病やがんなどの身体疾患の改善や予防にも欠かせないことを述べていきます。

鉄は万能、とまでいってしまうのは語弊があるかもしれませんが、鉄の存在によって生命活動がスタートしたことを鑑みれば、鉄は今も生命活動の基本の要素であることには変わりありません。生命活動とはつまり、生きるエネルギーを作り出す、エネルギー代謝のことを指します。エネルギー代謝を基本に置かずして、病気の治療は行えませんので、まずはその基本について解説しながら、なぜ鉄が重要なのか、同時になぜ脂質やタンパク質、ビタミンやミネラルが重要なのかを説明していきます。

## ATPを作り出すエネルギー代謝

現代の質的な栄養失調については、ここまでも述べてきましたが、その質的な栄養失調は、「糖質過多＋タンパク不足＋ビタミン不足＋ミネラル不足（鉄を含む）」の食生活によって起きていると考えられます。このような食事では、身体は必ずエネルギー不足になります。なぜなら、身体のエネルギー代謝が滞《とどこお》るからです。

エネルギー代謝とは、生命現象に伴うエネルギーの出入りと変換のことです。食べたものがまさしくエネルギーになる仕組みを指します。

この代謝によって産生されるのが、ＡＴＰ（アデノシン三リン酸、adenosine triphosphate）という分子です。アデノシン（アデニン〔塩基〕と、リボース〔糖〕からな

図１　ATPとエネルギー発生のしくみ

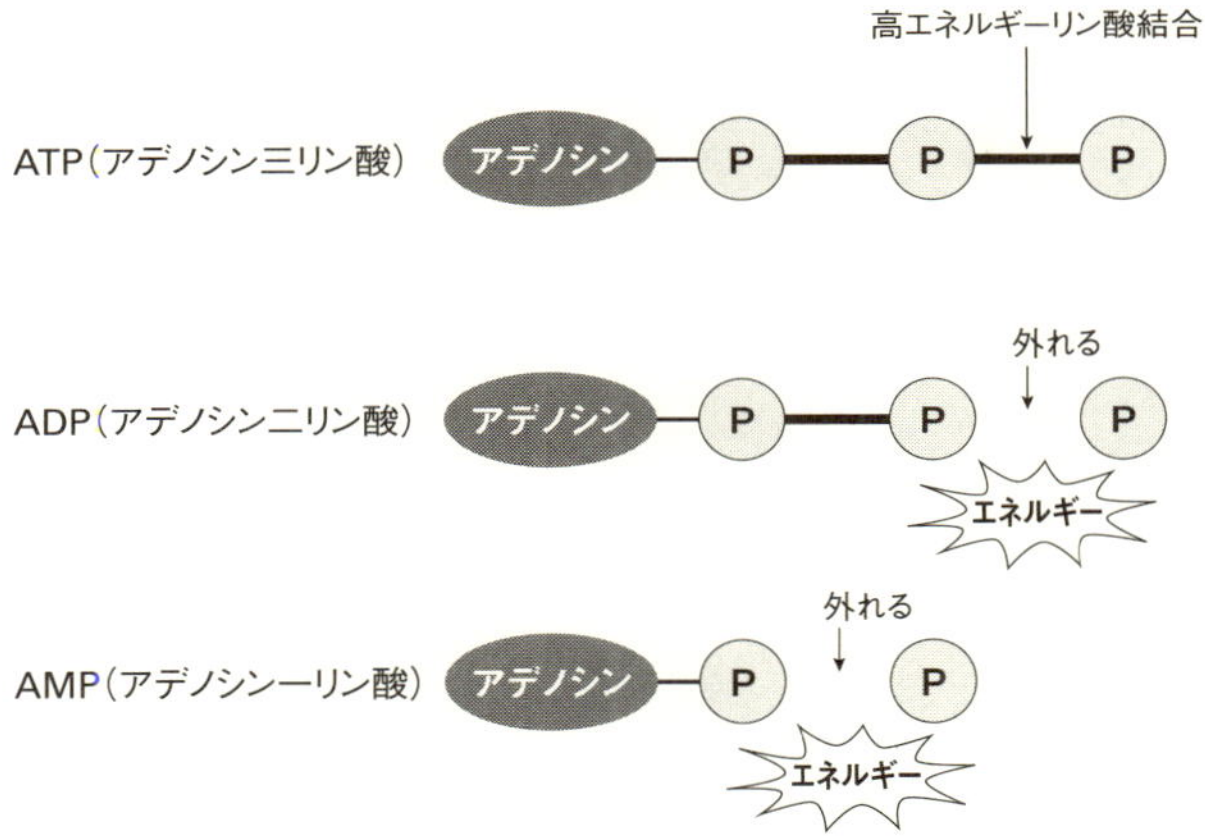


る）にリン酸が３つ結合したものです。

ちなみに、アデノシンにリン酸が１つ結合したもの（＝ＡＴＰからリン酸が２つはずれたもの）が、アデノシン一リン酸（ＡＭＰ、またはアデニル酸）です。これはＲＮＡの４種のヌクレオチド（遺伝子を構成する単位）のうちの一つでもあります。

また、アデノシンにリン酸が２つ結合したもの（＝ＡＴＰからリン酸が１つはずれたもの）は、アデノシン二リン酸（ＡＤＰ）と呼ばれています。

体内で作られたＡＴＰからリン酸が１つはずれるごとに、エネルギーが放出されます。

逆に、我々が食事をするということは、その逆の働き、つまりＡＴＰを作ってエネルギーをためる、ということになります。

整理しますと、生体のエネルギー代謝の目的は、必要に応じてこのＡＴＰ（アデノシン三リン酸）を作り出すことです。食事から得た糖や脂肪が持つエネルギーは、ＡＴＰという分子に変換されて、初めて使えるということになります。

ＡＴＰは、体内のどのような仕事にもエネルギーとして使えることから、「エネルギー通貨」とも呼ばれます。通貨というたとえがわかりにくければ、「電気」でもいいと思います。電気がないと機械は動きませんが、それと同様に、ＡＴＰがないと人間は動くことができないのです。

発電ができている、つまりＡＴＰが十分量生産できていれば、体が本来の働きができて、健康といえます。反対に、ＡＴＰが十分に生産できていなければ、体の働きもどこか滞り、健康ではなくなります。ＡＴＰ不足が慢性疾患を引き起こしています。

### エネルギー通貨ＡＴＰの作られ方

ではこのＡＴＰを十分に作るには、どのような栄養が必要でしょうか。

エネルギーは、グルコース（ブドウ糖）や脂肪酸から作られます。その代謝の仕組みについてご説明しますが、グルコースが材料になる場合と、脂肪酸が材料になる場合とで、分けてご説明します。込み入っていますので、ざっと読んでいただければ大丈夫です。

### ◆グルコースが材料となる場合

**その①【解糖系】＝嫌気性解糖**

まずは、糖質（グルコース）が材料となる場合のエネルギー代謝です。

グルコース（ブドウ糖）をピルビン酸などの有機酸に分解し、グルコースに含まれる結合エネルギーをATPに変換していく代謝過程を「解糖系」といいます。

まずグルコースは「嫌気性解糖経路（酸素がない状態で行われる解糖）」というシステムに入って、ピルビン酸という物質になります。ここでは、グルコース1分子から、ATPは最終的に2個作られます（ピルビン酸は2分子作られます）。

**その②　ミトコンドリアにおける【クエン酸回路】＋【電子伝達系】＝好気性代謝**

解糖系によって得られたピルビン酸は、次に細胞の中にあるミトコンドリアという小器官内に入り、アセチルCoAという化合物になり、クエン酸回路に入ります。

この、ピルビン酸がアセチルＣｏＡに変わるときに必要となる補酵素が、ビタミンＢ１とＢ２、ナイアシン（ビタミンＢ３）、パントテン酸（Ｂ５）、アルファリポ酸です。

さて、クエン酸回路が１回転する間に、ＡＴＰは２つ作られます。この際の補酵素、補因子は、ビタミンＢ群やマグネシウム、そして鉄になります。

そして最終段階の電子伝達系では、解糖系やクエン酸回路で生じたＮＡＤＨ（ニコチンアミドアデニンジヌクレオチド）やＦＡＤＨ２（フラビンアデニンジヌクレオチド）の力を利用して、さらにＡＴＰを作ります。この電子伝達系は酸素を使う好気性代謝です。

電子伝達系では、酸化的リン酸化という変化が起こります。これを行うためのＮＡＤＨやＦＡＤＨ２が、ここでは水素イオンのモーターの回転を受けるなど複雑な代謝を経て、最終的に、クエン酸回路と電子伝達系で、ＡＴＰは合わせて36個作られます。大切なのは、この電子伝達系の働きの中に「鉄が必須」であるということです。

### ◆脂肪酸が材料となる場合

脂質の構成成分である脂肪酸が材料となるエネルギー代謝の場合には、グルコースの場合のその②の部分へと直接入ります。脂肪酸からアセチルＣｏＡが作られ、直接ミトコンドリ

図2　エネルギー代謝（グルコースと脂肪酸が材料の場合）

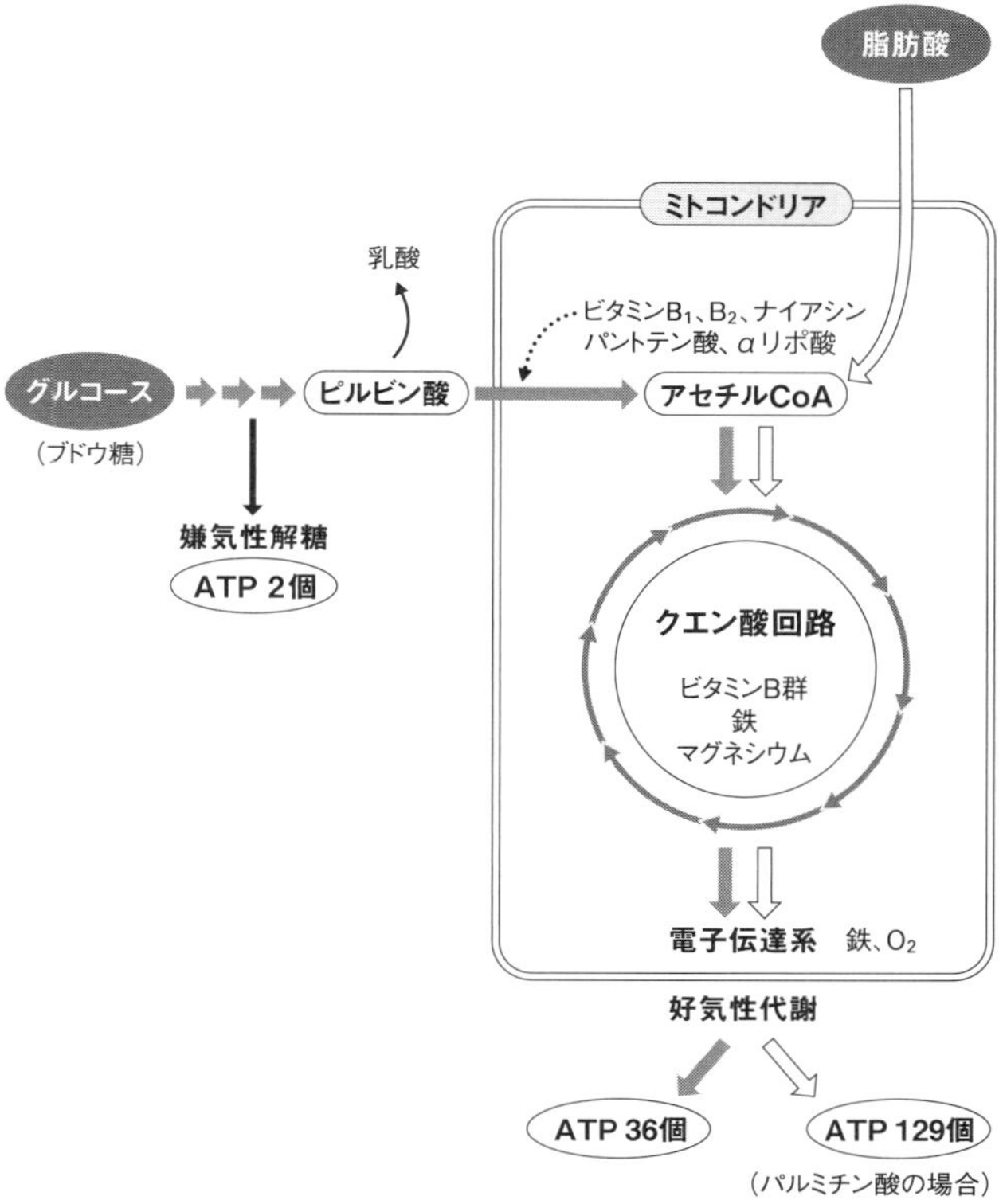

アのクエン酸回路に入るのです。

脂肪酸が材料の場合にできるATPの数は、脂肪酸の長さ（炭素数）によって異なります。たとえば、炭素数が16の脂肪酸（＝パルミチン酸）の場合には、クエン酸回路＋電子伝達系で、ATPは129個もできます。グルコースの場合には36個でしたから、脂肪酸はグルコースに比べて非常に高エネルギーであることがわかるでしょう。

また、グルコースが枯渇している場合には、肝臓では脂肪酸からできたアセチルCoAの一部は、ケトン体の合成にも振り分けられます。脂肪酸は分子が大きいため、血液脳関門を通過できず、脳は脂肪酸を使うことができませんが、ケトン体であれば血液脳関門を通過することができますので、グルコースがない場合にも、ケトン体は脳のエネルギーになることができますし、また赤血球や肝臓以外のすべての組織のエネルギーとなることができます。そして細胞内で、ケトン体は再びアセチルCoAに戻され、クエン酸回路と電子伝達系で代謝されてATPとなります。

### 糖質過多の場合にビタミンB群が足りなくなる

だいぶざっと説明いたしましたが、大切なことは、このような流れの中で、もしグルコース（ブドウ糖）ばかりが過剰になってくると、前者の「◆グルコースが材料となる場合」の「その①【解糖系】」で作られたピルビン酸をアセチルCoAにする際に必要な、ビタミンB1をはじめとするビタミンが不足してしまい、アセチルCoAに変換できず、ミトコンドリア内のクエン酸回路に入れなくなってしまうということです。すると、最終的に電子伝達系で作られるはずの36個のATPができなくなってしまいます。

たとえば、グルコースのうちの50％しかクエン酸回路に入れない場合を想定してみましょう。グルコース2分子から作られるATPは（2分子のうち1分子しかクエン酸回路に入れませんので）、36個（解糖系でできた4個も加えると40個）となります。

しかし、もしビタミンB群をはじめとしたビタミン類が豊富にあり、グルコースが100％クエン酸回路に入れる場合には、グルコース2分子から作られるATPは36個×2＝72個（解糖系も加えると76個）となります。

糖質過剰になり、ビタミン類が不足すると、クエン酸回路以降が回らなくなるため、代謝が嫌気性解糖に傾き、加速度的にATP不足になることがわかると思います。

ATP不足とは、すなわちエネルギー不足です。熱が産生されないため、体は冷えてきますし、エネルギーが少ないため、体はキビキビと動けなくなります。

また、エネルギー生産が滞るだけでなく、使われないピルビン酸も蓄積していき、ピルビン酸からは乳酸が生じてしまいます。そして、慢性的に乳酸が蓄積されてしまうことにより、肩こりや頭痛などに悩まされたり、自己免疫疾患、精神疾患、がんなどの病気につながったりしてしまいます（ちなみに、急性のビタミンB1不足が脚気《かっけ》、慢性のビタミンB1不足ががんです）。

ビタミン不足や鉄不足などがあってATP不足になると、効率は悪くても何とか解糖系（嫌気性解糖）の方だけでも回そうとしますから、甘いものがやめられなくなります。それでさらに、脂肪酸もうまく利用できなくなります。

## 脂肪酸を材料にするにも、鉄をはじめとしたミネラルやビタミンが不可欠

一方で、最近広がりをみせている糖質制限食では、後者の「◆脂肪酸が材料となる場合」の代謝を中心にすることを目指すものです。

基本的に、糖質を摂っていて血中にグルコースがある状態だと、脂肪酸は燃えにくくなります。しかし、糖質制限を始めてグルコースが減ると、脂肪酸が燃えるようになりますから、太りにくくなります。

ですから、脂肪酸を材料とした回路がうまく回ればよいのですが、クエン酸回路や電子伝達系を回すためには、やはり、鉄、ビタミンB群やマグネシウムなどが必須ですから、それらが足りないとうまく回路が回りません。何より、ミトコンドリアにおけるエネルギー代謝の最終段階である電子伝達系においては、酸化還元反応という部分において、これを媒介する鉄の働きが欠かせないことです。

これは、グルコース（ブドウ糖）を材料とする代謝の場合も、脂肪酸由来の場合も同じです。ここで鉄がないと、ＡＴＰができないのです。電子伝達系では、多くのシトクロム系の鉄タンパク質が関与して、電子の授受を行います。

鉄はほぼすべての生物に必須な元素ですが、とくにミトコンドリアの働きを活性化するためには不可欠です。十分な鉄が、ミトコンドリアに運ばれなくてはならないのです。

## 体質の違いとは――「確率的親和力」の違い

また、代謝に関与する酵素の働き方には個人差があり、このことも、代謝の良し悪しに差を生んでいます。

たとえば、「ピルビン酸デヒドロゲナーゼ複合体」というものがあります。これはグルコースからできたピルビン酸をアセチルＣｏＡに変える３つの酵素の複合体です。この酵素にピルビン酸がくっつき、補酵素であるビタミンＢ１もくっつきます。そしてこの３つがそろえば、アセチルＣｏＡに代謝されます。

しかし、こうした酵素というのは、人によって形が違うのです。なぜなら、人によってＤＮＡの塩基配列が異なりますので、作られるタンパク質のアミノ酸の配列も異なり、酵素のタンパクの三次元立体構造の形が異なってくるからです。平たくいいますと、遺伝子が異なると、酵素の姿かたちも異なるということです。

そうすると、それによって、鍵と鍵穴にたとえられる「代謝の酵素と補酵素ビタミンＢ１」の結合部位の形が人によって異なるため、くっつきやすさも異なってきてしまいます。形のいい人であれば、鍵穴にビタミンＢ１が来たときに、100％くっつくとします。形が悪い人であれば、２回に１回しかくっつかない。もっと形の悪い人であれば、10回に１回しかくっつかない。そういうことになると、代謝が滞ってしまいます。

このことを、「確率的親和力」といいます。つまり、確率的親和力が１（100％）であればよいのですが、0.5だとか0.1だということになると、代謝的にまずい状況になります。

ではどうすればいいかというと、そうした確率的親和力の低い人には、ビタミンＢ１の量を10倍にしてあげればよい、ということになります。そうすれば、3者が合体する可能性が高まるからです。

「確率的親和力が低い場合には、補酵素であるビタミンB1の濃度を10倍にすれば、代謝がスムーズにいく」という理論があります。このことを分子栄養学の三石巌先生が「パーフェクトコーディング理論」と名付けられています。

まとめますと、グルコースの代謝の中で、「グルコース」→「ピルビン酸」→「アセチルCoA」という流れで完全燃焼できれば、病気の原因になる乳酸も発生しません。乳酸はディーゼル車から出る煤《すす》と同じ燃えかすですから、ためてはいけないものです。

しかし、これらの回路の働き方には、個人差があります。2人そろってお元気だった「きんさん・ぎんさん」のような百寿者は、普通に食事をしても、グルコースが完全燃焼できていたのだと考えられます。

このような違いが、一般に「体質」と呼ばれているものの一つです。

たとえば、「うちはがん家系だ」とか「糖尿病家系だ」という場合、グルコースが完全燃焼しにくいという体質的な弱点を持っていると考えられます。これは、人によって遺伝子が違う＝DNAの塩基配列が異なることによるものです。

百寿者を除いたほとんどの人は、この確率的親和力は1に満たず、低い値であることが遺伝子により決まっており、この数値の違いが、乳酸が溜まりにくい人と、乳酸が溜まりやすい人の違いということになります。

では、遺伝子的に結合部分の形が悪いというリスクを抱えている場合には、どうすればよいのでしょうか。

**ビタミンBの摂取量を増やす**

グルコースを完全燃焼させるためには、ピルビン酸代謝酵素の補酵素であるビタミンB1を十分に摂取することが大切です。ビタミンB50コンプレックスやベンフォチアミン（脂溶性ビタミンB1）を飲んで、B1の濃度を高めればよいのです。

そして、糖質を減らすことです。

燃料であるグルコース量を減らせば、乳酸の絶対量は減ります。どの程度減らせばよいのかは、遺伝子が異なるので、その人その人で異なります。ほとんど減らさなくても天寿をまっとうできる人もいますが、大いに減らさないことには、がんや糖尿病を発症しやすくなる人もいます。これはご自分の体質に合わせて、それぞれ自己判断、自己責任で決めるべきことになります。

さて、鉄やミネラルを補因子とする代謝は、ビタミンを補酵素とする代謝よりも、生物の根幹を占める代謝ですから、確率的親和力のようなものはありません。もし、ミネラルを補因子とする代謝の確率的親和力が低ければ、そもそも生命として成り立たないわけです。

これはつまり、治療の手法として、「メガビタミン療法」（ビタミンの大量投与）はあっても、「メガミネラル療法」（ミネラルの大量投与）は必要ないということです。ミネラルの方は、人によっての確率的親和力の違いのようなものがないからです。

## 女性の糖質制限がうまくいかないことが多い理由――鉄・タンパクが足りない

先ほども触れましたが、最近では、糖質の摂取を減らして、肉や卵、魚、チーズなどのタンパク質を積極的に摂るという糖質制限が、一般の人の間でもかなり知られるようになり、夫婦で始める人も増えています。こうした場合に、男性の場合には、開始から数日でケトン体代謝がうまく回るようになり、スーパー糖質制限（3食とも主食を抜く）が継続できる人が多いものです。

しかし、女性の場合には、糖質制限が「きつくて続かない」という声もよく聞きます。これには理由があります。

ここまで繰り返してきましたように、女性の場合にはほとんどの人が、鉄・タンパク不足、ビタミンB群不足、マグネシウム不足の状態にあります。月経や、妊娠・出産による喪失があるからです。

そうすると、糖質を摂っている場合には、グルコースはクエン酸回路に入れずに、ATP不足になりますし、糖質を制限して脂肪酸（ケトン体）を材料に代謝を進めようとしても、鉄不足でエネルギー代謝の出口である電子伝達系が働かなくなるため、クエン酸回路も回らず、栄養を利用できない状態になります。

また、脂肪を代謝吸収するためには、脂肪の消化酵素であるリパーゼが必要ですが、リパーゼもタンパク質なので、タンパク不足の状態では脂肪をうまく吸収できず、やはりATP不足になります。

今はやりのココナッツミルクやバターコーヒーも、タンパク不足の女性では、胸やけがして飲めない人も多いものです。結局のところ、タンパク不足が脂肪の吸収能力を下げてしまいますから、栄養不足になってしまうのです。

そもそも糖質制限をするときには、タンパク質や油脂はしっかり摂ることが必須ですが、それをせずに糖質だけを減らす人が多いことが問題です。とくに女性が糖質制限を始めるときには、まずは高タンパク食と鉄の摂取で体質を改善しつつ、緩やかな、継続可能な形での糖質制限が望ましいと思います。

栄養が満たされて、体質が変わってくると、女性の場合でも、糖質をぐっと減らしても大丈夫になることが多いものです。とくにフェリチンが50を超えてくると、別人のようにエネルギー代謝が良くなり、元気になります。

女性が糖質制限をうまく進めるためには、最初に糖質を無理して減らすよりも、まずは肉や魚、卵、チーズなどをしっかり摂ること、つまり「糖質を制限する」というイメージよりも、「タンパク質を摂取すること」を大切にするイメージで始めた方が、うまくいくと思います。

夫婦で始めるときには、男性（夫）の側も、こうした女性の体質の特徴を理解して、女性（妻）に厳しい糖質制限を無理強いしないことが大切です。

## 精製糖質の過剰摂取が、がん、うつを引き起こす仕組み

精製糖質とは、主に砂糖や白米、小麦粉など、精製された白い糖質のことを指します。米

ならば、その胚にあるビタミン、ミネラルを削ぎ落とされている状態です。

糖質摂取は血糖値を上げ、インスリン分泌を促す作用があります。とくに、空腹の状態で甘いジュースなどの精製糖質を摂ると、血糖値は急激に上がり、それに応じてインスリンが多く分泌されます。

インスリンが大量に分泌されると、今度は逆に低血糖になります。すると、グルカゴン、アドレナリン、コルチゾール（別名「副腎皮質ホルモン」）などの血糖を上げるホルモンが分泌されることになります（これらはストレスホルモンと呼ばれます）。

これらのホルモンの合成には、原料としてアミノ酸、補酵素としてビタミンB群、補因子として亜鉛、マグネシウムなどのミネラルが必要になります（コルチゾールにはさらに、脂肪酸もしくは食事由来のコレステロールが必要です）。

精製糖質を過剰に摂取して、これらのホルモンを合成しなくてはならない需要が増えると、ビタミンB群やミネラルがどんどん不足してしまいます。

ビタミンB群やミネラルが不足すると、セロトニン、ドーパミン、ノルアドレナリンなどのモノアミン系神経伝達物質の合成が滞ります。「Lトリプトファン→セロトニン」「チロシン→ドーパミン」代謝が滞ることになりますので、うつ・パニック障害を生じやすくなるのです。

また、ビタミンB群やミネラルが不足すると、先述したミトコンドリア内のクエン酸回路が回らなくなります。すると、エネルギー代謝が嫌気性解糖に傾き、乳酸が溜まり酸性化します。これによって、関節リウマチ、多発性硬化症、全身性エリテマトーデスなどの慢性疾患やがんを生じやすくなってしまうのです。

がんになりやすい人というのは、先ほども述べました「確率的親和力」の低い人で、同じ量のビタミンでは好気性代謝が回らなくなり、嫌気性解糖に偏ってしまうということだと思われます。ですから、家系的にがんの多い人は、なるべく早いうちから糖質を減らした食事にして、またビタミンBを多めに摂るようにするのがよいと思います。

最近では、がん治療に「ビタミン・ケトン療法」（https://www.facebook.com/groups/vktherapy/）も登場し、顕著な効果があったという報告が続々と出てきています。この方法は、ケトン体を上げる断糖食、つまりケトン食をした上で（ケトン体を入院で３０００〜６０００μmol/L、外来では１０００〜２０００μmol/Lまで上げます）、ビタミンCの点滴をし、ビタミンBコンプレックスと、脂溶性のビタミンB１であるベンフォチアミンを投与します。この治療でがんが良くなっているという報告があります。

## 統合失調症の男性のフェリチン値も低いことが多い

ここまで、病気の原因の根幹となるエネルギー代謝の滞りについてみてきました。ここからは、女性のうつ・パニック障害以外の疾患において、「低糖質・高タンパク食＋鉄」という治療方針に加えて、ビタミン類を処方した、他の疾患の症例をご紹介していきます。

第1章、第2章では、日本人女性の鉄不足をみてきましたが、ここでは男性の場合もご説明しておきます。男性の場合は、厚生労働省の資料をみても、鉄不足はあまりありません(表3参照)。

男性は、女性と異なり、若い世代の鉄不足はほとんどなく、高齢の男性の中に、消耗性疾患、出血性疾患などによる鉄不足が散見される程度です。

男性のフェリチン値に関する当院の集計データはありませんが、患者数の比較をみますと、平日の予約で、男性は女性の4分の1程度、会社員の予約が多い土曜日のみ、男女比は同じくらいです。

当院の平均患者数は、1日で約80人、1カ月で約1200人になりますが、このうちの約8割が女性です。

表3　日本人男性の年代別のフェリチン値（N＝1801）

| フェリチン値（ng/ml） | 20 - 29歳 | 30 - 39歳 | 40 - 49歳 |
|---|---|---|---|
| | (%) | (%) | (%) |
| 5未満 | 0 | 0.6 | 0 |
| 5 - 10 | 2.0 | 0 | 0 |
| 10 - 30 | 3.0 | 2.2 | 4.8 |
| 30 - 50 | 12.9 | 6.2 | 5.3 |
| 50 - 100 | 38.7 | 32.2 | 32.9 |
| 100以上 | 43.5 | 58.7 | 56.8 |

| フェリチン値（ng/ml） | 50 - 59歳 | 60 - 69歳 | 70歳以上 |
|---|---|---|---|
| | (%) | (%) | (%) |
| 5未満 | 0.3 | 0.8 | 0.7 |
| 5 - 10 | 3.5 | 2.5 | 3.0 |
| 10 - 30 | 6.5 | 7.9 | 14.0 |
| 30 - 50 | 7.6 | 9.0 | 12.5 |
| 50 - 100 | 27.7 | 26.7 | 25.5 |
| 100以上 | 54.3 | 53.3 | 44.3 |

出典：厚生労働省「平成20年国民健康・栄養調査」報告書を元に作成
＊鉄剤投与中の人は除外

疾患別での男女比は、統合失調症では男女比の違いはありません。一方、うつ・パニック障害を含む不安障害は、圧倒的に女性の方が多くなっています。とくに、パニック障害の男女比は、1対9で女性が多く、とくに若い世代の女性で占められています。

ただし、注意したいのは、男性はもともと鉄不足に対しての「耐性」がないので、何らかの理由でフェリチン値が下がっている場合、非常に症状が重くなってしまいがちです。男性で統合失調症の方は、フェリチン値が低い場合がほとんどです（統計的データになるほどの数は調べていませんが、調べたケースでは100以下の方がかなりいます）。また、男性のうつ・パニック障害の方で、フェリチン値は許容範囲という場合は、仕事によるストレスや睡眠不足が原因だと判断しています。

**【症例】男性の鉄不足は、劇的に改善する**

70代の男性、初診は平成27年2月でした。

平成26年ごろから、体全体、とくに下肢がソワソワするようになったそうですが、平成27年に入り、さらに下肢のソワソワ、ムズムズが強まり、夜眠れなくなりました。

初診では、レストレスレッグス症候群（ムズムズ脚症候群）と診断しました。

血液検査では、ＢＵＮ：9.1、フェリチン：23と、男性としては重度の鉄不足です。卵、肉はほとんど食べていないということでした。

この症状の処方薬であるビ・シフロール、ランドセンを処方し、鉄剤フェルムも追加。高タンパク食を指導しました。

３カ月後の５月には、下肢のムズムズは改善し、夜も眠れるようになったということでした。血液検査は、ＢＵＮ：9.9、フェリチンは53にまで改善していました。

男性の鉄不足は極めて稀です。極端な低タンパク食やベジタリアン、もしくは痔《じ》出血がある人などに生じる場合があります。

女性と異なり、鉄剤投与によりフェリチン値は速やかに上昇します。この症例の場合、毎月フェリチンが10ずつ上昇しています。このような患者さんに、年単位で鉄剤を漫然と投与してしまうと、鉄過剰症のおそれもあります。ですから、男性、そして50歳以上の女性は、フェリチン値を見ながら、どの時点で鉄剤をやめるかの判断が重要となります。

一方、月経で鉄を失う15歳から50歳までの女性は、いくら鉄剤を継続しても、フェリチンが100に届かない人が多く、鉄過剰症の心配はほとんどないでしょう。

### 【症例】統合失調症が高タンパク食と糖質制限で治った女性

精神疾患のほとんどに、タンパク質と鉄不足が関係していると考えられますが、統合失調症についてはまだ臨床データが多くありませんので、断言はできません。ただ、人によっては鉄処方が顕著な効果を表した例もあります。

この症例は、10年間、統合失調症で働けなかった40代前半の女性のケースです。当院に最初に来院されたのは、平成17年でした。幻聴や、他人から見られているという注察妄想、感情的に不安定である情動易変性があり、当院に来る前には、別の精神科クリニックに通っていました。

やがて幻覚妄想、多弁で落ち着きがなく、時には暴力的になる精神運動興奮に至り、平成20年と平成23年には精神科病院に入院。その後同年、当院に通院を始めましたが、幻聴、被害関係妄想は続いている状態でした。些細なことでカッとなりやすく、対人トラブルが多いことから、10年間未就労の状態が続いていました。

平成27年1月より、糖質制限を開始しました。米、小麦はほとんど摂取しなくなり、間食も中止。とくに卵、チーズをしっかり摂取するという食事を続けたところ、4月になると幻聴、妄想がなくなり、元気になっていったのです。そしてなんと、10年ぶりに1日6時間のパートの仕事ができるようになりました。

糖質制限を始めて1年後には、すっかり元気になり、幻聴、妄想はまったく起こらなくなり、情動も安定。パートも続けており、息子さんからも「普通に戻ったね」と言われたとのこと。３種類ほど飲んでいた抗精神病薬は徐々に減量し、現在は、副作用の少ない第２世代の抗精神病薬セロクエル100㎎（当初の10分の１の量）のみです。

現在も糖質制限を継続しており、状態は安定しています。この症例では、後で述べるナイアシンも、また鉄剤も投与していないため、高タンパク食と糖質制限のみで症状が改善した例となります。集中力、思考力が回復している様子で、「10年ぶりに本が読めるようになった」と報告してくれました。眠剤代わりに精神薬セロクエル100㎎のみ処方していますが、薬を飲まなくても大丈夫な状態に近付いています。

さらには、平成28年8月には、自分で店を出店したとのこと。個人事業主になられたというのです。このまま事業が軌道に乗れば、納税者になれるということです。これまで10年以上、働くことができずに医療福祉サービスを受けていた人が、納税者になったということは、画期的ではないでしょうか。

## 【症例】男性、発病後4年が経過した統合失調症が、高タンパク・低糖質食＋ナイアシン＋鉄でほぼ完治

30代前半の男性です。平成24年ごろから口数が減り、ほとんどしゃべらなくなりました。一日中横になって過ごし、仕事にも就いていません。人目に敏感で幻聴があり、幻聴には反応しています。他院を受診して統合失調症と診断され、抗精神病薬エビリファイ（12㎎）の処方を受けましたが、しびれが出て中止しました。

当院への初診は平成28年5月。両親に伴われて受診しましたが、表情は硬く、頑なです。治療の必要性を説明しても、返事はそっけなく、「病気ではないから」と拒否します。自分が病気だという意識は乏しく、「薬は飲みたくない」と言いますが、「眠れない」「感情を表現できない」とも言いました。私のFacebookページを見た父親の勧めで、3カ月前からナイアシンを飲み始めているといいます。

ここで少しだけナイアシン（ビタミンB3）についてご説明します。ナイアシンはもともと体内にあるビタミンですが、栄養療法の創始者、カナダのエイブラハム・ホッファー博士は、「統合失調症は糖質を減らし、ナイアシン3gとビタミンC3gの処方で治る」と言っており、それを踏襲して当院でもナイアシンを処方しています。

ナイアシンはいきなり服用すると、末梢《まっしょう》血管の拡張作用によるフラッシュ（皮膚の発赤、かゆみ、発熱など）と呼ばれる反応が出ます。危険な副作用ではなく、1時間ほどで消えますが、初めての方はびっくりしますから、できるだけ少ない量から始めて1週間ぐらいで慣らしていきます（女性の場合には100㎎ぐらいから始めます。フラッシュは次第に出なくなります）。とはいえ、統合失調症の方は、このナイアシン・フラッシュが出にくいのが特徴です。

さて、男性の症例に戻ります。典型的な統合失調症で、本人の病識は乏しく、拒絶も強いため、治療を軌道に乗せるのは難しいかもしれないという印象がありましたが、まずは高タンパク・低糖質食を説明し、エビリファイを処方（前医では12㎎でしびれが出現、当院では3㎎で処方）しました。血液検査ではBUN：10・6、フェリチンは74と、明らかにタンパク不足、またフェリチンも男性としてはかなり低いですので、鉄剤フェルムも処方しました。

1カ月後の平成28年6月には、本人は一人で来院しました。薬はきちんと飲んでいるそうで、また、米・パン・麺類は食べておらず、肉や卵を食べているといいます。ナイアシン（1日3g）も続けていました。幻聴や人目はあまり気にならなくなったといい、表情も落ち着き、笑顔がみられます。疎通性（話や意志が通じる度合い）も改善していました。

7月には、表情もすっきりとして、疎通性も非常に良くなり、「今後は友人の仕事を手伝う予定だ」と言います。また、今月中に海外旅行に行く予定だとも話してくれました。エビリファイは半量に減らしました。

8月、エビリファイ減量による病状の再燃もなく、旅行は楽しかった、体調も良く、頭がクリアになったといいます。幻聴もかなり減ったとのこと。高タンパク・低糖質食は継続し、またナイアシンも続けています。診察場面では、統合失調症らしさはまったく感じられなくなりました。

発症後4年が経過した統合失調症が、3カ月でこんなに良くなり、私もうれしく思いました。この症例も鉄・タンパク不足、また糖質過多もありました。男性では、BUNは15以上、フェリチンは100以上が標準だと考えています。統合失調症の方は、もともと、「鉄・タンパク不足＋糖質過多」の状態に対して脆弱な体質を持っておられるのではないかと思います。

### 【症例】米を食べすぎて、70代で統合失調症を発症した女性が完治

次の症例も統合失調症です。70代前半の女性で、初診は平成27年10月でした。

この女性は、40代の息子が統合失調症で、15年間治療を継続していました。私が勤務医時代から主治医として診ていた男性です。男性はここ数年で体重が増加し、HbA1c（ヘモグ

ロビンエーワンシー：血糖値の検査項目、正常な基準値は5.9％以下）は6.2までの上昇がありましたので、1年前から高タンパク・低糖質食＋ナイアシン投与を行っていました。その結果、体重は10kg以上減量し、HbA1cも正常化していました。

母親の方は、生来健康であったのに、平成27年に入り、「やくざが来る」「家を取られる」「ヘリコプターが怖い」などと幻覚妄想状態となり、他院で統合失調症と診断されました。平成27年の5月から10月まで、国立病院に入院して治療するも、症状はまったく改善せず、幻聴、被害関係妄想、不安、恐怖が続いていました。

退院の翌日、夫と息子、娘に連れられて来院されました。国立病院では、抗精神病薬エビリファイ、抗うつ薬ジェイゾロフト、抗不安薬メイラックス、セルシン、フルニトラゼパムを処方されていましたが、入院前と同じように、「やくざが来る」「家を取られる」「ヘリコプターが怖い」という言動は続いていました。不安、恐怖が強く、泣いてしまうこともありました。また、薬の副作用によるパーキンソン様症状（手足が小刻みに震える）も強く、息子と娘のどちらが年上かわからなくなるなどの見当識障害もみられました。

エビリファイ、ジェイゾロフトは継続し、メイラックス、セルシン、フルニトラゼパムなどのマイナートランキライザー（抗不安薬）は、不眠がなければ中止と伝えました。また、高タンパク・低糖質食、つまり、息子さんと同じような食事にするように指導しました。ビタミンはナイアシンを開始しました。

この時点での血液検査では、アルブミン：4.1、BUN：17・1、フェリチンは20でした。

1週間後の受診時には、マイナートランキライザーをやめた結果、見当識障害はなくなっていましたが、幻覚妄想はまだ強いようでした。ご飯、パンはやめて、卵、チーズ、肉、魚をしっかり食べ始めたとのこと。ナイアシンの量を増やし、鉄剤フェルムを追加しました。

その2週間後、恐怖感はかなり軽減され、ヘリコプターが怖い云々は言わなくなりました。少し落ち着き、妄想的な言動が減ってきました。ナイアシンは続け、抗精神病薬のエビリファイは減量しました。

さらに2週間後（初診から5週目）には、幻覚妄想はほぼ消失し、怖いなどの発言はなくなりました。パーキンソン様症状もかなり軽減して、体の動きも良くなりました。ナイアシンは増やし、エビリファイはさらに減量しました。

さらにその2週間後（7週目）になると、幻覚妄想はまったくないとのこと。「病前の元気な姿に戻った」と家族が口をそろえます。口唇のふるえが少しだけ残っていました。歩いたり走ったりもできるようになりましたが、少しだけ震えはありました。

年が明けて平成28年1月。この2カ月はジェイゾロフトも減量し、きっちり糖質制限を継続しました。すっかり元気になり、幻覚妄想はまったくなくなって、普通の状態です。娘さんも「元気なころのお母さんに戻った」と言います。診察時の様子を見ていても、薬は必要なさそうになりました。

娘さんによると「以前は母は、米をたくさん食べていた」ということでした。

フェリチン値は33に上がっていました。

平成28年2月、エビリファイは中止しました。3月、病的な体験はまったく起こらず、病前の元気な姿に戻っていました。抗うつ剤ジェイゾロフトも中止し、糖質制限＋鉄剤フェルム＋ナイアシンを続けました。処方薬は現在では鉄剤フェルムのみです。

**【症例】パーソナリティ障害が疑われた30代女性も鉄・タンパク不足が原因だった**

30代後半の女性です。初診は平成26年8月でした。

実家の自営店の手伝いをしていましたが、何年も前から、仕事中にめまいがあり、ざわざわして落ち着かない状態でした。家族に注意されるとイライラが募《つの》ります。夜になると脚がムズムズするのも悩みでした。

見かねた母親と妹に付き添われて来院されました。家族によると、イライラがひどく、暴力的で、人の言うことを聞かないそうです。自営店の店員に対し、「商品を盗んだ」と怒鳴ったり、また商品を勝手に捨てたりするので、家族はホトホト困り果てていました。

ご本人は、「自分としては精神的には普通だけれど、家族が心配しているので、仕方なく来た」という感じで、自覚はありません。氷をつねに食べる。甘いものばかり食べているとのことです。

血液検査の結果は、ＢＵＮ：9.9、ＲＢＣ：407、ＨＧＢ：12・0、ＭＣＶ：87・5、フェリチンは４未満でした。

薬は抗精神病薬ジプレキサと鉄剤フェルムを投与。鉄・タンパク不足と診断し、高タンパク・低糖質食を指導しました。

以後、ご本人が受診を望まれないので、家族のみが受診され、薬は家族が管理して飲ませるという状況が続きました。

２カ月後の平成26年10月には、イライラが減り、自分で料理もするようになりました。妄想的言動はなくなり、家族も卵や肉、魚をしっかり食べさせているということでした。

平成26年12月には、氷を食べなくなりました。かなり元気になり、落ち着いた様子で店の手伝いをしてくれるようになったそうです。ジプレキサを中止して、鉄剤フェルムのみにしました。

平成27年2月には、すっかり落ち着いて、半年前までとは別人のようになったといいます。めまいもなく、脚のムズムズもおさまりました。その後は鉄剤フェルムは続け、高タンパク・低糖質食も継続中です。

この女性の場合は、精神科医が精神障害の診断の際に指標とするＤＳＭにて診断すると、「境界性パーソナリティ障害」に当てはまる症例です。妄想的言動もあり、統合失調症と診断されることもあるかもしれません。

初診時、鉄不足のときに出現する特徴的な「レストレスレッグス症候群（ムズムズ脚症候群）」と、「氷を食べる」という症状がありましたので、比較的診断は容易でした。ご家族の協力のおかげで、高タンパク・低糖質食を継続して、すべての症状は消失しました。

こうした症例を経験すると、今の精神医学の診断基準は果たして意味があるのかと考えてしまいます。10代後半～20代前半の「パーソナリティ障害（人格障害）」と診断されている女性の多くは、糖質過剰摂取による鉄・タンパク不足が原因ではないでしょうか。

この重要な鉄不足を考慮せず、薬物療法、心理療法、集団療法、認知療法などが行われていますが、的外れである場合も多いと考えています。

**【症例】強迫性障害を伴った20代のうつ病女性も、鉄剤投与と食事でほぼ完治**

20代前半の女性のケースです。初診は平成24年6月でした。

この女性の母親は、強迫性障害で、10年以上、精神科での通院治療を続けていました。ご本人も以前から、電気のスイッチなどを何度も確認する傾向がありました。

平成23年、大学の卒業論文を書くときに、内容について細かいことを何度も確認してしまい、それが元で体調を崩し、7kgも体重が減少してしまいました。平成24年4月には就職しましたが、上司から何か言われるたびに、辛くなって涙が止まらなくなってしまったといいます。仕事がきちんとできているかを、何度も何度も確認してしまい、疲れ切ってしまいました。朝起きが辛い、食欲がない、自分がいなくなったらどうなるのだろう、などと考えてしまうようになりました。

平成24年6月に当院を受診。立ちくらみ、頭痛、冷え性もあるということで、「強迫性障害＋うつ病」と診断しました。このときの血液検査は、BUN：15・7、RBC：427、HG

B：11・8、MCV：87・6、フェリチンは4未満でした。抗うつ薬のジェイゾロフトとドグマチール、抗不安薬のメイラックスを処方、そして鉄剤はフェロミアを処方しました。

約1カ月でうつ病の症状は改善しましたが、仕事中何度も確認することは続いているということなので、ジェイゾロフトは増量し、メイラックスは中止。食事はきちんとできているといいます。

初診から半年後の平成24年12月の血液検査では、HGBは14・7、MCVは93・0、フェリチンは12となっていました。

平成25年4月、転職をして、その後は楽しく働けて、落ち着いていたため、ドグマチールを中止し、ジェイゾロフトは漸減しました。何度も確認する行為も軽度になり、指導した食事もきちんとこなせていました。立ちくらみ、頭痛、冷え性はなくなりました。4月の血液検査では、HGB：14・7、MCVは96・3、フェリチンは18でした。

7月には、状態はさらに落ち着いていたため、ジェイゾロフトは隔日に減らしました。血液検査は、HGB：14・9、MCVは92・3、フェリチンは50まで上がりました。

2年後の平成27年2月、ジェイゾロフトは4日に1回程度の服用です。すべて中止するのはまだ不安だとご本人もいいます。鉄剤はフェロミアのみ処方、高タンパク・低糖質食はきっちりこなしています。

この方は、強迫性障害にうつ病を合併しました。母親にも強迫性障害があり、これは遺伝的要因、性格的要因が強いと考えられ、一般的には長期間の治療が必要とされています。強迫性障害に対する抗うつ薬治療は、うつ病やパニック障害に比べ、多くの量を投与する必要があるとされています。

抗うつ剤のジェイゾロフトを例にとれば、うつ病では25～50㎎が必要ですが、強迫性障害では50～100㎎と、多くを要します。高用量投与を要するということは、抗うつ薬を終了するのが難しいということを意味します。

本症例では当初、ジェイゾロフト75㎎が必要でしたが、フェリチン値の上昇とともに減量でき、4日に1回の服用に減らすことができました。フェリチンは2年かけて、4未満から50にまで上昇しています。

強迫性障害の人は、きちんと物事を行わないと気が済まないという性格的要因があるため、指導した食事も強迫的にきちんとこなしていました。これは回復を大いに後押ししてくれた形になります。

現在は、ジェイゾロフトも終了し、鉄剤のみを続けています。抗うつ剤を終了できるとは想定していませんでしたので、治療者にとっても驚きの症例です。

**【症例】不登校、ひきこもりを長年繰り返した看護大学生も、鉄剤投与で元気に**

10代後半の女性。１歳のころ、貧血での入院歴があり、小学校1年生のときには、教室に入れなくなり、保健室登校が続きました。小児科で集団療法を3年間受けたそうです。小学校４年生のときから、近くのメンタルクリニックに通院し、ＳＳＲＩタイプの抗うつ薬ルボックス25～75㎎を服用してきました。初潮を迎えたのが小学校6年。その後、中学時代はまずまず登校できていましたが、高校の特別進学クラスに入学するも、その年の6月から登校できなくなりました。

したがって高校は中退し、通信制高校に編入しました。薬はルボックスからレクサプロ（新しいタイプのＳＳＲＩ）に変更し、続けて飲んでおられました。経過は動揺性で、調子の良い時期と、突然動けなくなってひきこもる状態とを繰り返していました。

センター試験では、初日は体が固まって別室受験となり、２日目は受験できなかったため、受験には失敗してしまいましたが、推薦入学で看護大学へ進学されることになりました。その入学前の3月に、母親とともに当院を受診されました。

「今は調子良いが、突然ガス欠のようになり動けなくなる」と言います。薬はよく効いている様子でしたので、そのまま継続することにしました。しかし、欠食するとすぐに立ちくらみやめまいがするということで、これは低血糖の症状です。

血液検査の結果は、BUN：13・1、RBC：438、HGB：11・8、フェリチンは4未満でした。明らかな鉄・タンパク質不足です。高タンパク・低糖質食を指導し、鉄剤フェルム＋漢方薬の当帰《とうき》芍薬散《しやくやくさん》を追加しました。

その後、母親が下宿先に同居しながらサポートを続け、看護大学の授業には頑張って出ました。時々過呼吸になったり、泣いたりして休んでしまうこともありました。

その年の6月、フェリチンは36になりました。立ちくらみ、めまいがなくなり、体力もついて街を歩けるようになったといいます。レクサプロを減量中止してみるよう伝えました。

10月にはフェリチンは58まで上昇しました。授業も休まなくてよくなり、母親は実家に戻りました。「精神的に強くなった」と言ってくれました。薬も減量しました。

中学時代には登校できていた彼女が、高校に入り不登校となったのは、明らかに鉄不足が原因だと思われます。月経が始まり、高校時代には鉄が枯渇したのです。

「突然ガス欠のように動けなくなる」というのは、嫌気性解糖がメインエンジンのためです。また「欠食すると低血糖になる」のは、炭水化物の過剰摂取で、機能性低血糖となっていたためでしょう。

機能性低血糖というのは、糖質（炭水化物）の摂りすぎとミネラル不足が原因で起こる低血糖のことです。糖質の摂りすぎによって上がった血糖値を下げるために、インスリンが過剰分泌されると、血糖値が下がりすぎ、今度は下がった血糖値を上げようとして、アドレナリンやノルアドレナリンなどの、血糖を上昇させるホルモンが分泌されます。

こうしたホルモンの過剰分泌が、精神の緊張、興奮、不安、過敏さ、怒りなどの感情を引き起こし、精神状態を乱してしまい、うつやパニック障害につながります。

フェリチンを測らない医療機関では、鉄不足の存在を見落としていると思います。加えて、糖質過多、ミネラル不足、鉄・タンパク不足による機能性低血糖の症状も、多くが見落とされています。

小児心療科もよく見かけるようになりましたが、体の栄養状態に目をむけずに集団療法や精神分析などの治療に偏っており、的外れな治療になっていることが大変多いと思います。

# 第5章　医師はなぜ栄養について知らないのか
## ——治療の旧パラダイムから新パラダイムへ

### 質的な栄養失調に介入しない医学は間違っている

繰り返し、鉄不足、質的な栄養失調について述べてきました。現代の食事では、糖質過多＋必須アミノ酸不足＋必須脂肪酸不足＋ビタミン不足＋ミネラル不足に陥ります。

これは、他の先進国でも多くの人に認められており、欧米の栄養療法の本でも指摘されています。実際、15〜50歳女性のうつ・パニックの80%程度は、鉄・タンパク不足が原因であるといっていいと思います。

しかし、現在の医学においては、「先進国の人は全員、栄養は満たされている」ことが前提になっています。つまり、栄養失調はないことになっています。

食事指導で行われるのは、「質」ではなく「量」を問題とした指導、つまりカロリー制限を中心としたもので、「質」を変えるという発想ではありません。とにかくカロリーをセーブする、つまり量を減らそうという指導がされています。

医学教育では、こうした栄養学や食事指導については教えませんので、ほとんどの医師はこの質的な栄養失調の問題に気が付いていません。クリニックの医師はともかく、大学病院、国公立病院などの基幹病院に勤務している医師は、とくに気付いていないと思われます。

こうした構造が根本的に変わるのは難しいでしょう。なぜなら、ほとんどの医師は、製薬メーカーの言いなりになっているからです。そもそも、製薬メーカーの資金援助なしに、医学研究はできない構造になっています。ですから、新薬を持ちあげるような論文も出てくるのです。

実際に、当院でも、鉄・タンパク不足が改善すると、抗うつ薬が必要でなくなる人が多数いらっしゃいます。すべての精神科医がこうした栄養治療の視点を持ち、治療を行えば、抗うつ薬は最小限でいいということになります。

正確な知識を持ってきちんと実行すれば、精神疾患も完治できると思うのです。
この章では、栄養療法を取り入れた当院での臨床結果、ならびにその有用性を通して、現在の精神科治療はパラダイムを変えるべきだという提言をしたいと思います。

## ほとんどの医師は自分の頭で考えない

さて、一人前の臨床医になるためには、長期間にわたって膨大な量の知識をインプットし続ける必要があります。大学入試、医師国家試験、専門医になるためのトレーニング等々。こうした知識を吸収するだけでも大変で、手前味噌ですが、努力なしでは一人前の医師になることはできないと思います。

しかし、振り返ってみますと私自身もそうでしたが、医学部での教育では、「その情報が正しいか誤っているか」を判断するトレーニングはまったく受けていません。ですから、医師には、自分の頭で判断することが苦手な人が多いと感じます。

与えられた情報がすべて正しいと信じている人は、自分が身に付けてきた知識を否定されると、医師としてのプライドが傷付けられるのでしょうか、むきになって怒ってしまいます。

新しい医学情報には、論文と、一般の書籍があります。新しいパラダイムの科学的真実の多くは、じつは医学論文にはならず、一般書として世に出されていると私は思います。

大多数の医師はそんなことは思っていませんから、論文は読んでも、本は読みません。栄養療法、糖質制限、湿潤治療などの新しいパラダイムの治療をまったくご存じないですし、知ろうともしない医師が多いと思います。

反対に、医師ではなく、意識の高い一般の方は、医学論文は読みませんが、本はたくさん読んでいます。医療や健康に関心がある方、ご自分や家族が病気で苦しんでいる方はなおのこと、他のジャンルの読書は少なかったとしても、健康や医療に関する一般書は熱心に読まれます。すると、一般人の方が医師よりも、最新の科学的事実に詳しくなります。

もちろん、一般書にはいろいろな本があり、内容もレベルも玉石混淆《こんこう》ですので、その中のどれが正しくてどれが誤っているか、各自が自分の頭で判断する必要があります。

ところが、じつはこうした「判断すること」が苦手な医師は少なくありません。自分の頭で判断するということを回避していますので、一般人に負けてしまいます。

## 小学生でもわかる栄養の話

さて、今さらではありますが、小学生でもわかる栄養の話と題して、おさらいをしておきたいと思います。

「タンパク質」「脂肪」「糖質（炭水化物）」「ビタミン」「ミネラル」が、5大栄養素といわれています。タンパク質は、主に体の成分となり、一部が燃料となります。脂肪は、体の成分でもあり、燃料でもあります。タンパク質と脂肪は、体の成分として必須なものなので、必須アミノ酸、必須脂肪酸があります。糖質はほぼエネルギー源として使われるのみで、また、脂肪やタンパク質から生成することができますので、「必須糖質」というものはありません。

体内のタンパク質と脂肪は、つねに、「作っては壊す」という代謝を行っています（動的平衡といいます）。

たとえば、粘膜上皮は2〜3日で入れ替わり、皮膚は2週間で入れ替わります。そのため、タンパク質と脂肪は、つねに十分量を補給する必要があります。足りなくなると代謝障害が起こり、体調が悪くなります。なお、人間は動物なので、植物性タンパク質よりも動物性タンパク質の方が利用しやすくなっていますし、植物性脂肪よりも動物性脂肪の方が利用しやすくなっています。

ビタミンは代謝の補酵素として、またミネラルは、代謝の補因子および体の成分として使用されます。ビタミン、ミネラルが不足しても、代謝障害をきたし体調が悪くなります。

食事が糖質に偏ると、タンパク質、脂肪が不足して代謝障害をきたします。また、糖質過多の食事では、前の章でもみたように、糖質の代謝に大量のビタミン、ミネラルが使用されますので、ビタミン、ミネラル不足を招き、やはり代謝障害をきたします。

一般的な病院で指導されるカロリー制限は、「糖質：タンパク質：脂肪」の比率を「6：2：2」に保ったまま、総量を減らすというものです。この比率ですと、当然、タンパク質不足、脂肪不足となります。絶対量が不足してしまうのです。ですから、カロリー制限は、辛くて長続きしないのは当たり前です。体が、「もっとタンパク質、脂肪が欲しい！」と悲鳴をあげるのです。

栄養の話は、こんなに単純で、小学生でも理解できる話です。しかし、このことは、医学部では教えません。

**【症例】太っていても栄養失調――産後のうつも鉄・タンパク不足が原因**

30代前半の女性です。初診は平成26年10月でした。

前年の平成25年3月に、第2子を出産し、翌26年10月に職場に復帰しましたが、そのころから不眠を生じ、何度も中途覚醒して、熟眠できなくなりました。気分が落ち込んだり揺れたりして胸が苦しくなり、そのせいで家事、育児、仕事がこなせなくなりました。

初診のときには、診察中に泣き出してしまったため、食事内容についてあまり詳しいことは聞けませんでしたが、食欲はまずまずあるようでした。見た目もふくよかで、一般的な見方では、とても栄養不足のようには見えないだろうと思います。第1子出産時には貧血はなかったそうですが、第2子の妊娠中に、貧血を指摘されていました。

血液検査の結果は、BUN：10・1、RBC：498、HGB：14・1、MCV：85・5、フェリチンは8でした。鉄・タンパク不足と診断し、まずは抗うつ薬ジェイゾロフト、ドグマチール、抗不安薬メイラックスを処方しました。

次の週には、仕事を休んでいたこともあり、薬も効いてだいぶ楽になったそうで、熟眠できるようになっていました。診療中に泣くこともなく、気分も落ち着いていました。

そこでこれまでの食事内容をたずねると、ご飯やパン、麺ばかりを食べており、タンパク質の摂取がとても少ないことがわかりました。鉄剤フェルムを追加投与し、ご飯、パン、麺は減らして、毎日、卵や肉、魚、チーズを食べるように指導しました。

その後3カ月で、抗うつ薬を終了できました。

これまでの症例でもみましたように、第2子出産後に、うつ病を発症することは少なくありません。妊娠中に貧血を指摘されているところがポイントになります。

胎児に母体から鉄・タンパクが移行するため、第1子出産時より第2子の出産で、母親の鉄・タンパク不足が生じやすくなります。第3子ではそのリスクがさらに高まるといえます。

先にも書きましたが、この女性はふくよかで、とても栄養不足には見えませんでしたが、むしろ、太っている人ほど栄養失調となりやすいのです。なぜなら、過剰な炭水化物摂取が高インスリン血症を引き起こし、過剰なグルコースが脂肪に変換され、肥満を生じさせるからです。

現代は、痩せているから栄養失調なのではなく、太っているからこそ栄養失調なのです。

## 医学教育で「分子栄養学」を教えないのが諸悪の根源

私は医学部で、本当に栄養学をほとんど習いませんでした。医師は栄養学を知らないのに、高血圧患者に減塩指導をしています。糖尿病患者にカロリー制限を指導しています。その指導を、患者さんはまじめに聞いて、辛くても頑張って実行しようとしています。

私も勤務医として働いていた時代、入院患者には、減塩を強いる高血圧食や、全体的に量を減らしてカロリー制限した糖尿病食の「食事箋《せん》」の指示を出していました。今となっては恥ずかしい限りです。

一方、管理栄養士は大学で、「古典栄養学」を学んでいます。経験には基づきますが、理論には基づかない、カロリーベースの「古典栄養学」に則って栄養指導をしているということになります。やはり医師と同じく、自分が習ったことは100%正しいと信じていますので、自分の知識を否定されると怒り出してしまいます。

これから先の新しい医療、真に患者のためを考えた医療に必要なのは、理論に基づいた「分子栄養学」であると私は考えます。分子栄養学とは、身体と栄養素との関係を、生化学的、分子生物学的に研究するもので、栄養素の不足が身体の不調を引き起こすと考えます。多くの医師は分子栄養学を知りませんから、現在の飽食日本において、栄養障害がある、ということには考えがいたりません。あるのは栄養過多だけだというのが多くの見解です。しかし、実態は栄養失調、質的な栄養失調に陥っている人が大勢いるのです。

私も学会などで、他の医師と交流はあります。しかし、ほとんどの医師には、「女性のうつ・パニック障害は、鉄・タンパク不足が原因です」と主張しても理解してもらえないですし、鉄不足の根拠となるフェリチンを測ってもくれません。そもそもフェリチンの基準値が、女性では5〜157という、何ら基準にもならないものになっているので、フェリチンを測っても、「フェリチン値が低い」という認識ができないのです。

基準値は正常値ではありません。フェリチン100以下は鉄不足、30以下は重篤な鉄不足であることを認識する必要があります。

BUN（尿素窒素）については、異常高値の場合には、腎障害、もしくは消化管出血があることを教わってきていますが、異常低値が何を意味しているのかは理解できないのではないでしょうか。タンパク質の構成成分には窒素（N）が含まれており、窒素量を反映するBUNが10以下を示すのなら、重度のタンパク質不足なのです。それすら理解できない医師もいます。

分子栄養学は決して難しいものではありません。むしろ、これまで習ってきた医学よりずっとシンプルで簡潔な内容です。こうした「分子栄養学」の基本的な情報は、書籍やインターネット上にもありますが、ほとんどの医師は論文しか読まないので、いつまでたってもそういう知識が得られないということになります。

これは不勉強な医師に問題があるのは確かではありますが、医学教育で「分子栄養学」を教えないことが諸悪の根源だと思います。患者さんを治癒に導く、意味のある授業なら、これからでも学んで損はないと思いますし、素晴らしい講師がいれば私も受けたいと思います。

## 「治せないガイドライン治療」の末路

現在、熱傷・火傷の治療において、湿潤治療を行わずに、従来の「消毒＋ガーゼ＋皮膚移植」を行うと、拘縮《こうしゅく》などの機能障害を生じやすくなることは明らかになっています。形成外科医の夏井睦先生（練馬光が丘病院）のホームページでは、連日、湿潤治療によって傷がきれいに治った症例が掲載され、更新されています。

診療ガイドラインによる治療法よりも、圧倒的に効果のある治療法（湿潤治療）が存在しているのはまぎれもない事実です。ガイドライン通りの治療を行っていたら、患者さんも守れませんし、治療者も守られないことになります。

糖尿病治療についても同様です。インスリンや、インスリン分泌促進薬（ＳＵ剤など）によって、糖尿病合併症が引き起こされることが明らかとなりつつあります。高インスリン治療のせいで透析になる、失明する、下肢切断となる、などの合併症にもつながっていることがわかってきているのです。現在のところ、まだデータが不十分ですが、あと数年もすれば、十分な量のデータの蓄積が進むはずです。そうなると、熱傷・火傷の治療の進化と同様に、「カロリー制限＋インスリン分泌促進薬」による糖尿病の治療を行っていてはいけない、ということになります。しかし、こうした最新の情報を仕入れて、治療に取り入れようとしている医師はごくわずかで、ほとんどいないといえます。

ここでも、「ガイドラインの治せない治療」よりも圧倒的に治療効果のある「低糖質・低インスリン治療」が存在しているのですから、治せない治療、ガイドライン治療は捨て去り、患者さんのことを思えば一刻も早く、治せる正しい治療に移行すべきだと思います。それができない専門医は、生き残れなくなるはずです。

**論文執筆＋論文査読システムが時代遅れになる理由**

私は勤務医時代、今よりも時間的な余裕がありましたので、多くの論文を書いていました。年間6本ペースで13年。筆頭執筆（first author）論文は約100本あります。論文を書くのは得意な方だと思います。症例報告なら1時間程度で作成できます。

もっとも、英文で海外の専門誌に投稿して受理（accept）されるためには、約100時間程度の手間がかかります。

論文を投稿すると、教授、准教授クラスの専門医による査読があり、指摘された内容を訂正し、受理となりますが、ここまでで数カ月かかります。それから出版されて世に出るには、さらに数カ月程度かかります。

つまり、論文を投稿して出版されるには、1年程度かかるわけです。ずい分とのんびりとしたシステムです。

当時、医師が勉強する媒体は医学雑誌しかありませんでした。ですから『The American Journal of Psychiatry』『精神医学』などの専門誌は、毎月、必ず目を通していました。

当時に比べ、今は、医師が勉強する媒体は劇的に変わりました。インターネットで調べれば、いくらでも勉強できます。医師自らが発信、更新しているブログやインターネットのサイト、Facebookなどによって、毎日新しい情報や知識が入ってきます。医師の書いた本も次々と発売されています。これも20年前にはなかったことです。

## 新しいパラダイムの科学的真実は、なぜ必ず本になるのか

私は、「女性のうつ・パニックは鉄・タンパク不足が原因だった」という新しいパラダイムの科学的事実を発見し、連日そのことをFacebookに投稿し続けました。しかし、これを

論文にして投稿するつもりはありません。

まず、多くの患者さんが来院するクリニックでの日々の診療に追われ、いくつもの論文を書くためのまとまった時間がなかなか取れないという物理的制約があります。また、論文にして投稿しても、査読者は旧来のパラダイムに凝り固まった専門医であり、彼らによる審査です。新しいパラダイムの学術的意義を理解できず、却下（reject）されるリスクが大きく、たとえ却下されなかったとしても、いろいろな指摘が入り、書き直しをさせられます。

さらに、新しいパラダイムの場合には、従来の論文の引用ができませんので、単行本からの引用ばかりとなります。そうすると、「科学的根拠が乏しい」「エビデンスがない」などと判断されてしまいます。論文は、従来のパラダイムの範囲内での科学的真実は受け入れますが、新しいパラダイムの科学的真実は受け入れられないシステムだからです。

また論文は、１〜２本出したくらいでは、ほとんど注目されません。学会で認めてもらうためには、年に４本ペースで最低３年くらい続ける必要があります。私も勤務医時代、約100本書いて、認めてもらうまでに10年以上かかりました。

いったん認めてもらうと、また別の意味で大変なことになります。全国の学会でのシンポジウムの依頼や、原稿の執筆依頼が押し寄せ、その処理に多くの時間を取られ、本来の臨床や研究をする時間が取れなくなります。

このように時間を奪われるプロセスは無駄なので、もう論文は書く気になれません。でも自分が発見した科学的真実はどうにか世に出したいとは考えています。であるなら、頭の固い専門医相手ではなく、柔軟な思考を持つ、勉強熱心な一般人向けや、そうした情報に敏感な一部の医師向けに本を書こうと思うのは自然な流れだと思います。つまり、最新の科学的真実は論文にはならず、書籍として出版されるのです。論文ばかり読んで、本を読まない専門医は、どんどん遅れていくのではないかと感じています。

## 一般人の医学知識が専門医を凌駕する時代

最新の科学的真実、最新の医学知識は、まず書籍になる時代です。それは、一般人の医学知識が専門医を簡単に凌駕《りょうが》する時代になったということでしょう。

それは恐ろしいことです。なぜなら、長い年月をかけて積み上げてきた専門医の医学知識が、崩れ去ることになってしまうからです。専門医になるためには、医学部6年、臨床研修医2年、（大学院4年）、臨床経験5年を要しているのです。

近年では、産婦人科医である宗田哲男先生（宗田マタニティクリニック）の本、内科医の新井圭輔先生（あさひ内科クリニック）の本が注目されました。宗田先生は「胎児はケトン体を主たるエネルギーとしている」、新井先生は「低インスリン治療で糖尿病合併症が予防でき、治せる」と主張しています。どちらも、今までの医学常識をひっくり返す、ノーベル賞級のパラダイムシフトです。すでにエビデンスも出始めていますが、エビデンス云々のレベルではなく、科学的に考えても疑問を挟みようのない真実でしょう。

これらの先生の主張は、まず医学雑誌ではなく、一般向けの本として世に出されました。この流れは今後さらに加速するはずです。医師しか読まない医学雑誌の役割は終わりです。もし、私がこの2人の先生の本を読んでいなかったら、恐ろしくて診療ができなくなるだろうと思います。

21世紀になって、ルールが根本的に変わってしまったことに、早く気付くべきでしょう。それに気付かず、20世紀の従来のルールのままの専門医は、生き残ることはできません。患者さんからバカにされるようになってしまうのではないでしょうか。

## 論文を書かないだけでなく読むのもやめた

しかし、大学病院、国公立の基幹病院の中は、まだ20世紀のルールのままです。〇〇大学

△△教室業績集、□□病院業績集、というものが必要とされています。文部科学省の科学研究費（科研費）申請の際には、過去の論文に基づいて申請書を作る必要性があります。一般向けの本は、エビデンスレベルが低いとされているため、引用論文にできないシステムとなっています。これでは、論文、科研費申請書は、ますます意味のない内容になっていくのではないかと思います。

私は今まで30年近く論文を読んできましたが。本当に治療に役立つ論文は、ごくわずかです。とくに、後でも述べますが、新薬データの信ぴょう性は低いと思っています。そのような論文に比べたら、一般向けの本の方がはるかに有用ですし、著者の「何とか真実を伝えたい」という熱い気持ちが伝わってきます。

私は論文を書くのをやめただけでなく、5年前からは論文を読むことをやめました。30年以上、精神科医として精神医学界を見てきましたが、本気で治す研究をほとんど見たことがありません。毎年毎年山のような数の論文が書かれているのに、治せない論文、治さない論文ばかり。学会でも、治せない発表ばかりです。

その代わりに、翻訳されていない本も含めて、週に2～3冊のペースで本を読んでいます。論文を読まなくても、患者さんを治す上で何の不都合もなく、一般書のおかげで視野が広がり、新しい治療のヒントを得ることができています。とくに、分野横断の視点で、医師ではない科学者からの医学への提言、精神科医でない医師からの精神科への提言を読むことは、とても勉強になります。

## なぜ医師は栄養のことを知らないのか？

なぜ、治せない医療、治せない研究、治せない論文だらけになってしまうのでしょうか。

それは、生物にとって最も大切な代謝である「エネルギー代謝」について言及しないからだと思います。このエネルギー代謝が生命活動の根幹であり、この代謝に問題を抱えてしまうことが、多くの病の原因なのです。ですから、ここを目がけたアプローチをすることが、治せる医療ということになります。

第４章で述べた「ＡＴＰ」が十分にあると、遺伝子的に他の代謝の脆弱性があっても、十分カバーできます。

しかし、ＡＴＰが不足すれば、遺伝子的に他の代謝プロセスが完璧であっても、代謝が滞って病気になります。

つまり、エネルギー代謝が健康と病気を決めているということです。

しかし、生物学の大原則であるエネルギー代謝について、臨床医学の教科書にはまったく書かれておらず、それ以外の些末なことばかりが、くどくどと記載されています。

なぜかといえば、医師は「病気」を勉強しているのであって、「健康」について勉強しているのではないからです。つまり医師は、患者さんに対して「どうすれば健康でいられるか」ということを指導するための教育は受けていない、ということです。

医師を信頼している患者さんは、医師の指示がなければ、生活習慣を変える気を起こさないことが多いでしょう。患者さんは、「もしビタミンがそんなに重要で、自分に足りていないなら、医師からビタミン剤を飲むよう指示が出るはずだ」と思うからです。

ところが、栄養学は医学的学問分野ですらありません。私が医大に通っていた1970年代もそうでしたし、現在でもそうです。栄養学は医師の専門外なのです。

## 栄養素への資金投入をしない現在の医療

『奇蹟のマグネシウム』(キャロリン・ディーン著、熊本出版文化会館)という本の中に、次のような記述があります。

「医学は1度に1つずつの症例を個別に研究する。さらにその症例について病因を1つ、それを処置する医薬を1つ求めようと試みる。医学研究が抱える偏りが、特許の取れる薬品研究を行わせることになる。特許薬なら市販に漕《こ》ぎ着けるのに金のかかる研究であっても最終的には採算が取れるからである。誰にも異論がないところであるが、マグネシウムは健康保持・疾病予防をはじめ、あらゆる生命活動に不可欠である。それにも関わらず、無視されてきたのは、一般栄養剤として販売したのでは利益が得られないためである。マグネシウムは特許の対象とならないから、製薬会社がマグネシウム研究に取り組むことはない。マグネシウムに広告費が割かれることはない。これに対して、何億ドルもが処方薬の広告に費やされている。栄養素がメディアの注目を浴びることはない。さらに事態を悪くしているのが、過去20年にわたり、大学への資金拠出の大部分が製薬業界によってなされていることである。製薬業界の主たる投資対象は医薬の研究なのである。科学的医業は医薬を優先していて、栄養素への資金投入を考慮することはない。医師もまた昔の研究を無視している。何年か前には、医師もマグネシウムが心臓病に有望である可能性について聞いていたかも知れないが、それ以降は新たな研究をまったく見聞きしないから、マグネシウムによる治療には成果が見られなかったのだろうと推測していくのである」

著者はアメリカの医師ですが、日本でもまったく同じ状況だといえるでしょう。15年ほど前、「エビデンス」という言葉が跋扈《ばっこ》するようになり、私が医師になった30年前よりさらに、製薬会社の医師支配は強まっていると感じます。

私はこれを異常な事態だと感じますが、多くの医師はそうでもない様子で、後で触れますが、「長期投与の安全性のエビデンスが存在しない」新薬を積極的に処方しています。新薬は有名大学教授の推薦などにより宣伝されているからです。製薬会社としては、「教授を取り込めば、思うように新薬を宣伝してくれる。薬が売れれば、数百億の利益になるのだ」という考えですから、これでは医療費が増え続けるばかりだと思います。

## 科学と非科学——エビデンスとは何か

私が尊敬している三石巌先生（物理学者、分子栄養学を提唱）も、ライナス・ポーリング博士（米国の量子化学者、生化学者。ノーベル賞を2度受賞。分子矯正医学を提唱）も、医学を科学として認めていません。ここでいう医学とは、内科学、精神医学などの臨床医学のことです。生化学、生理学などの基礎医学は科学の範疇《はんちゅう》になります。

つまり、科学とは、物理学、化学、生物学（とくに分子生物学）、基礎医学（生化学、生理学）のことです。科学的に正しいことは、医療でいうエビデンスとは無関係です。

一方、臨床医学のエビデンスを科学的だと思っている方は多いと思いますが、実際は非科学です。エビデンスは「医学的根拠」と訳されますが、科学ではありません。内科医の新井圭輔先生もご指摘されている通り、「相関関係」を示しているに過ぎないのです。

一方、患者の示していることは、「100％正しい」です。それは、「調子が良い」「調子が悪い」「良くなった」「良くならない」ということですが、これは治療者の観察眼が正しければつねに真実を示します。

であるなら、科学である基礎医学と患者の状態に「因果関係」を見つけたらよいということになります。科学的に正しい治療を行えば、病気は治ります。医学的エビデンスは必要ないのです。にもかかわらず、ほとんどの医師は、医学的エビデンスが科学だと信じています。何十年もかけてそう教育されているからです。何かにつけ、「エビデンスを示せ、エビデンスはあるのか」と言われますが、それが非科学だとは気づいていないのではないでしょうか。

### 【症例】「エビデンスがない」と鉄処方をしてもらえなかったが、鉄剤投与でパニック完治

30代後半の女性です。初診は平成27年12月でした。もともと肉が苦手で食べられず、お米ばかり食べていたといいます。初診より7年前の平成20年に、第1子を出産しています。

出産から2年後の平成22年、パニック発作を生じ、他のメンタルクリニックに通院しました。以後、抗うつ薬ジェイゾロフト、抗不安薬デパスなどを継続。つねに体調が悪く、発作のことばかり考えてしまうため、仕事に出られない。子どもに優しくできない、という状態が続きました。薬をやめたくて、ジェイゾロフトを中止すると、3カ月でパニックが再発してしまいました。

私のFacebookの記事を見て、平成27年8月に、当時通院していたメンタルクリニックでフェリチンを測定してもらったところ、BUN：8.5、フェリチン：5という低い数値でした。主治医に鉄剤を処方してもらうよう依頼したところ、「エビデンスがない」と処方してもらえなかったことから、当院を受診されました。

抗うつ剤のジェイゾロフト、ドグマチールに、鉄剤フェルム＋アドバンスドフェロケルを開始すると、涙を流して喜ばれました。高タンパク・低糖質食を指導しました。その日（初診時）の血液検査はBUN：10・6、フェリチン：5でした。

1カ月ほどで、かなり元気になり、食欲が回復したとのこと。フラフラしなくなり、息苦しさもまったくなくなったといいます。

平成28年3月、BUN：15・0、フェリチン：38という数値でした。ドグマチールは中止しました。

平成28年6月、プロマックD（亜鉛を含有する胃薬）と、マグミット（酸化マグネシウム製剤）を追加しました。

7月には、すっかり元気になり、抗うつ薬ジェイゾロフトを飲み忘れるようになったそうです。天気によって体調が左右されることもなくなりました。ジェイゾロフトを中止するよう伝えました。

現在の処方は、鉄剤フェルム＋プロマックD＋マグミットの「ミネラル処方」のみです。

出産後にパニック障害を発症した、典型的な症例です。原因はやはり、鉄・タンパク不足でした。一般のクリニックではそのことに気付いていないため、延々と向精神薬を処方するのみで、いつまでたっても治りません。高タンパク・低糖質食＋鉄剤に切り替えたことで、半年で完治しました。これが精神医学の新常識だといえるでしょう。

◇旧パラダイムと新パラダイムの違い

《旧来の医学パラダイム》＝現在の医学教育

①一部の捏造《ねつぞう》論文を除き、現在の医学理論は正しい。

（医学部では正しいことを教えている。）

②先進国では栄養失調はない。

（医学教育で栄養学は教えていない。）

③慢性疾患は原因不明なので、完治させることはできない。

（原因遺伝子が調べられている。）

④投薬で症状軽減、寛解を目指す。

《新しい治療パラダイム》

①医学部で習う理論がすべて正しいとは限らない。

②厚生労働省が推奨する「バランスの良い食事」では、程度の差はあれ、全員「質的な栄養失調」となる。

（質的な栄養失調＝糖質過多＋タンパク不足＋脂肪酸不足
＋ビタミン不足＋ミネラル不足。）
③質的な栄養失調を改善させれば、多くの慢性疾患は完治可能である。
（慢性疾患の原因：栄養失調＞＞＞遺伝子。）
④投薬量は大幅に減らせる。投薬が必要でなくなり、完治する人も多い。
（統合失調症治療での抗精神病薬エビリファイ投与量も12〜18㎎→1.5㎎へ。）

## パラダイムシフトには30年程度が必要か？

医学界におけるパラダイムシフトとは、学会の診療ガイドラインが書き換えられ、その内容が一般人の常識になったときと定義したいと思います。

たとえば、乳がんに対する乳房温存療法の例があります。近藤誠先生が１９８０年代後半に海外から導入され、当初は学会から激しい抵抗がありましたが、約15年で標準治療となりました。

15年とは、学会の幹部、医学部教授が入れ替わるのに要する年月を意味します。海外の常識を導入するだけでも、これくらいの年月を要するのです。

したがって、まったく新規の治療が開始され、パラダイムシフトが完了するまでには、30年くらいはかかるのではないかと思います。30年とは、学会幹部が2世代入れ替わるのに要する年月を意味します。

湿潤治療もそうです。夏井睦先生が「新しい創傷治療」というホームページを立ち上げたのが２００１年、湿潤治療に関する書籍が初めて出たのが２００３年、それから約15年が経過した現在では、若い医師はすでにこの治療を採用するようになっているようですので、世代交代してパラダイムシフトが完了するまでに、あと15年くらいかかるかもしれません。

そして糖質制限です。江部康二先生がブログを立ち上げたのが２００７年、最初の本が出版されたのが２００５年です。こちらも10年以上が経過しています。最近では、宗田哲男先生、新井圭輔先生の本も次々と出版されており、メディアにもたびたび取り上げられています。今後は日本糖尿病学会の姿勢も変わっていきそうです。

一方、精神医学は他の科に比べて、絶望的に出遅れています。

女性の鉄・タンパク不足や、統合失調症の新しい治療法について、私は２０１５年から、Facebookで情報発信を開始し、今、書籍にまとめようとしています。これから先、30年かかるとすれば、そのころにはもう、私はこの世にいないということになります。一日一日を大切にして、かつ急がねばならないと思います。天動説が地動説に変わるのに、果たして何年かかったのでしょう?

## 私の考える医療費削減策

医療パラダイムの変革を訴える本章のまとめとして、医療費削減について考えたいと思います。

現在の日本の医療費は約40兆円、そのうち、薬剤費が約10兆円です。この薬剤費をどう削減できるのでしょうか。

新しい化合物である新薬は、20年間、特許で守られています。発売までの臨床治験に数年はかかるので、新薬として販売できるのは、実質13年程度です。新薬には高い薬価がつきますが、2年ごとの診療報酬改定で値段が引き下げられ、特許が切れると後発医薬品(ジェネリック)が参入して、一気にシェアと価格が下がります。

ですから、厚労省は、特許の切れた先発医薬品ではなく、後発医薬品(ジェネリック)を使うよう指導し、これをもって薬剤費を削減しようとしています。

しかし、製薬会社はしたたかで、先発品の特許が切れる前に、「新薬の化学構造を少しだけ変え、新薬として発売される先発医薬品」、通称ゾロ新薬を発売するのです。そして医師に対して宣伝を行い、処方を従来薬からゾロ新薬に切り替えるよう誘導します。

医師はその宣伝に乗せられて、処方を切り替えてしまう、そうした構造があるのです。したがって、厚労省のもくろみ通りには薬剤費は削減できないことになります。

実際の価格はどうなのでしょうか。統合失調症治療薬である抗精神病薬を例に出して、比較してみましょう。それぞれの薬剤を、最小単位の錠剤で比較します。

◇特許で守られた新薬

インヴェガ３mg……………253・２円（２０１１年発売）

ロナセン２mg……………78・８円（２００８年発売）

エビリファイ３mg…………82・５円（２００６年発売）

◇最近特許が切れた薬

ジプレキサ2.5mg……………138・１円（２００１年発売）

リスパダール１mg……………28・7円（1996年発売）

◇後発医薬品（ジェネリック医薬品）

オランザピン2.5mg…………44・1円（=ジプレキサと同じ薬）

リスペリドン１mg…………9.9～16・9円（=リスパダールと同じ薬）

◇40年以上使われている特許の切れた古い薬

セレネース０・75mg………7.8円

コントミン12・５mg………9.2円

特許の切れたジプレキサやリスパダールを、後発医薬品（ジェネリック医薬品）にしても、費用削減効果はそれほどでもありません。そうではなく、高い新薬の使用を控えて、古い薬を使えば、薬剤費はさらに劇的に下がります。

厚労省は、後発医薬品（ジェネリック医薬品）を推進するよりも、新薬の使用を制限させて、古い薬の使用を促した方が、医療費の削減にダイレクトに結び付くはずですが、なかなか理解されないのが残念です。

**新薬の長期投与の危険性**

新薬が発売されるまでには、臨床治験が数年間かけて行われます。臨床治験はその目的から、次の3段階に分類され、通常はこの順番で行われます。

第1相：8週間程度の短期間、健常人に投与して、安全性を確認する。
第2相：少数の患者に短期間投与して、効果と安全性を確認する。
第3相：多数の患者にプラセボ（偽薬）を対照薬として、効果と安全性を確認する。

多くの場合は、8週間程度の治験と、1年の長期投与の治験が必要になります。そうすると、当たり前のことですが、新薬発売の時点では、1年を超える長期投与が生体に与える影響は不明です。つまり、1年以上長期投与して、安全なのかは誰にもわかりません。

多くの薬は代謝阻害薬なので、基本的には発がん物質だといえます。その発がん作用が、無視できるほど弱いか、無視できないものなのかは、10年程度の長期経過を確認しないとわからないのです。もちろん、製薬会社もデータがないため把握できていません。新薬を長期投与するということは、ある意味、人体実験だと私は思います。

しかし、多くの医師は、製薬会社の勧めに応じて、新薬を処方したがる傾向があります。それがトレンドであり、最新・最良の治療だと確信しているからです。学会の診療ガイドラインも、古い薬を推奨せず、新薬の方を使わせようとします。

当院では新薬は、出たばかりのうちは処方しません。発売後10年くらい経過して、安全性が確認できたら、徐々に使用を開始するのが望ましいと思います。新薬を使わなくても、古くて安くて有用な薬がたくさんあるからです。

当然ながら、当院で処方する薬は、特許薬より、特許切れ薬の比率が圧倒的に高いです。今後、特許切れ薬の比率を高め、「特許切れ薬だけを処方するクリニック」にしていくつもりです。薬剤費削減のためには、特許薬より、特許切れ薬を多く処方する医療機関に、診療報酬でインセンティブを付ければよいのではないでしょうか。

たとえば、特許薬比率が30％以下の場合には、診療報酬点数を一律に１人あたり○○点増点、特許薬比率が70％以上の場合は、一律に１人あたり○○点減点、というようにするのです。

これが行われれば、一気に薬剤費が削減できると思いますが、いかがでしょうか。

# 第6章　【実践編】鉄吸収を良くする「低糖質＋高タンパク食」とサプリメント

## 鉄の摂取のポイント――植物性非ヘム鉄の吸収率は数パーセント

最終章では、鉄吸収を良くするための食事についてアドバイスをしていきます。

私の栄養療法は、食事だけでは必要なビタミン、ミネラルは補いづらいという考えですので、サプリメントを活用した栄養指導となります。

その際、患者さんに経済的なご負担がかからぬよう、安価でありながら品質の良いサプリメントを利用しています。

海外の製品であっても、インターネットの通販サイト（iHerb、Amazonなど）で、どなたでも購入できるものをお勧めし、特定のサプリメントメーカーのものだけを推奨したり、販売したりしていないことを、あらかじめお伝えしておきます。


さて、まず本書の主テーマである鉄について、栄養吸収という面でおさらいしましょう。

食品に含まれる鉄には、肉や魚介などの動物性食品に多く含まれる「ヘム鉄」と、野菜や穀類などに含まれる「非ヘム鉄」があります。

ヘム鉄は、肉・魚などの動物性食品に含まれ、中でも、レバー、牛肉、カツオやマグロといった赤身の魚などに多く含まれています。

一方、非ヘム鉄は、ほうれん草や小松菜などの野菜、穀類、プルーンなどの果物、ヒジキなどに含まれています（卵は、ヘム鉄も非ヘム鉄も含むようです）。

植物性の非ヘム鉄の吸収率は、1～5％ですが、動物性のヘム鉄の吸収率は10～20％ですので、ヘム鉄の方が吸収率は高いです。

しかし、日本人が食事から摂取する鉄の85％以上は、吸収率の低い非ヘム鉄ですので、鉄分を含む食品を多く食べているつもりでも、不足しがちです。

とくに、菜食主義の方、玄米食の方、カロリー制限によるダイエットをしている方などは、自身の食事を振り返ってみてください。「鉄分が多い」といわれる非ヘム鉄の食品を摂るだけで満足していては、鉄不足へとまっしぐらです。

非ヘム鉄は、腸管から吸収される際に、野菜などに含まれる食物繊維や、玄米に含まれるフィチン酸、コーヒーやお茶に含まれるタンニンなどの作用で、吸収が阻害されてしまいます。また、むき出しのまま吸収された鉄が、胃壁や腸管を荒らすこともあります。

一方、ヘム鉄は、鉄イオンがポルフィリン環というものに囲まれているため、食物繊維やタンニンなどからの吸収阻害を受けにくく、また胃壁や腸管を荒らしにくいという特徴があります。さらに、ヘムオキシゲナーゼという酵素の働きで吸収量が調節されますので、鉄の過剰摂取にもなりにくいというメリットもあります。

鉄といっても、このようにそれぞれの特徴や性質がありますから、効率良くヘム鉄、非ヘム鉄を吸収するためには、吸収率を高める食べ方が肝心です。

## 鉄の吸収率を上げるビタミンC、貧血を改善させるビタミンB群

ここまでにも何度か書きましたが、鉄はビタミンCと一緒に摂ると、吸収が良くなります。

その理由です。

動物性のヘム鉄は、体内に入り、そのまま小腸で吸収されます。一方、非ヘム鉄は、ヘム鉄に比べ吸収率が劣りますが、その理由は、非ヘム鉄が3価鉄から2価鉄へと還元されてから、小腸で吸収されるためです。還元には、小腸にある還元酵素の働きを借りますが、ビタミンCやクエン酸にもこうした還元作用があるため、一緒に摂ると、3価鉄から2価鉄への還元がより促されるためです。

したがって、大豆製品やヒジキなどの非ヘム鉄を含む食品と、ビタミンの多い野菜を一緒に調理したものを食べるのは良い方法です。

ただしビタミンCは、加熱調理で破壊されやすく、また水に溶け出しやすいという弱点がありますので、サプリメントで摂取した方が確実です。

また、ビタミンB群、とくにビタミンB6・ビタミンB12、葉酸には造血作用があるため、貧血改善にも必要不可欠です。

## 鉄が不足すると甘いものが欲しくなるメカニズム

私の行っている鉄処方による治療は、糖質制限食を前提としているにもかかわらず、鉄不足の人は、なかなか甘いものがやめられません。

なぜかといえば、前の章でも少し触れましたが、鉄不足だと甘いものが欲しくなる、というメカニズムがあるからです。

第4章でみてきたことを思い出してください。好気性代謝の最終段階である電子伝達系では、鉄が必須でした。もし鉄不足になると、この電子伝達系の機能が低下してしまいます。そしてクエン酸回路の機能も低下し、ATP不足に陥ります。

すると、嫌気性解糖の方でATPを作ろうとしますが、こちらは効率が悪く、グルコース1分子からはATPは2個しか産生されません（これに対して、クエン酸回路＋電子伝達系からのATP産生は、グルコースの場合で36個、脂肪酸由来の場合には130個程度でした）。

しかし、嫌気性解糖の方だけで何とかATPを作ろうとしますから、より多くの材料（グルコース）を欲しがる、つまり、甘いものが欲しくなるわけです。

## 過食症の人が甘いものを食べすぎるのは、意志が弱いからではない

これは過食症の人が甘いものをたくさん食べてしまうメカニズムにも通じます。

過食症の人は、意志が弱くてたくさん食べてしまうのではありません。単にATPが不足

しているだけなのです。

摂食障害患者の過食は、動物性タンパク質、動物性脂肪を極端に抑えた、厳格なカロリー制限ダイエットが引き金になるケースが多いものです。そして過食する食べ物のほとんどが、糖質です。パン、クッキー、ケーキなどを大量に食べてしまいます。

すると、糖質過多では、その代謝のためにビタミン不足、ミネラル不足を生じ、好気性代謝（ミトコンドリアでのクエン酸回路＋電子伝達系）に入れなくなり、ＡＴＰが不足してしまいます。先ほども述べましたが、好気性代謝のＡＴＰ産生は36〜130個ですが、嫌気性解糖ではＡＴＰ産生はわずか2個。エネルギー不足ですから、たとえ少なくても、直ちにＡＴＰを得られる糖質の過食に走ってしまうというわけです。

ところが、糖質を使ってもＡＴＰ産出量は小さいことから、ＡＴＰをどんどん作らなければならず、食べすぎてしまいます。そして、糖質を大量に摂取した後は、「なんて自分は意志が弱いんだろう」と自己嫌悪に陥ってしまいます。過食後に太るのが怖くなり、指を喉につっこんで吐いてしまう人も多いのです。

しかし、そんな人は意志が弱いのではないのです。生きるためのＡＴＰが不足しているから、体がＡＴＰを求めているだけなのです。

もし過食に苦しむ方がいたら、次のような食事をご提案します。

まずは糖質はなるべく控え、動物性タンパク質、動物性脂肪をしっかり摂取することです。

卵焼きを主食とするのもお勧めです。バターで焼いたチーズ入りオムレツなどがいいですね。

そして、おかずは肉と魚をたっぷり食べます。それに、発酵バター入りスープを添えてください。

これをしばらく続ければ、糖質主体の食事よりは、ゆっくりと持続的に十分量のＡＴＰが供給されていきますから、糖質を大量に食べたいという過食欲求はなくなるはずです。

過食症は、動物性脂肪不足による、ミトコンドリア（クエン酸回路＋電子伝達系）の機能低下がもたらしています。つまり、「燃料不足」のため甘いものを欲しているのです。

一方、鉄不足は「燃料を使えない」ために、甘いものを欲している状態です。

ですから、鉄不足を放置して、今はやりのココナッツオイル（中鎖脂肪酸）を摂取しても、燃料として利用できないため、意味がないはずです。

また、摂食障害かつ鉄不足の場合は、さらに重い病態だといえます。「燃料不足」の上に、「燃料を使えない」からです。

まずは鉄を補い、動物性タンパク質、動物性脂肪主体の食事をすることによって、フェリチン値が30〜50程度まで増えると、甘いものが欲しくなくなる方が多いのです。

**【症例】スイーツ店勤務の20代女性のうつ病も、鉄・タンパク不足が原因だった**

20代後半の女性です。初診は平成26年4月でした。

スイーツ店に勤務していましたが、仕事に行こうとすると、涙が出てしまうため、職場に行けなくなり、1カ月前から休んでいました。夜一人になると悲しくなり、時々眠れなくなる状態が続いているといいます。イライラすると甘いものばかり食べるため、5kgも太ったとのこと。約1年前にも調子を崩し、1週間仕事を休んだことがありました。

見かねた店長に受診を勧められ、夫同伴にて当院に来られました。うつ病と診断し、抗うつ薬のジェイゾロフト、ドグマチール、抗不安薬のメイラックスを投与しました。

血液検査の結果は、BUN：7.4、中性脂肪：185、RBC：509、HGB：15・0、MCV：84・5、フェリチンは27でした。

中性脂肪が高く、BUNやフェリチン、MCVが低い。かなりの鉄・タンパク不足＋糖質過多と判断し、高タンパク・低糖質食を指導するとともに、鉄剤フェルムを処方しました。

2週間後には、症状は軽快し、仕事に出られるようになったため、メイラックスは中止しました。

4カ月後の平成26年8月には、BUN：9.4、中性脂肪：198、RBC：511、HGB：15・1、MCV：90・0、フェリチンは31でした。BUNもフェリチンの値も上昇していました。すっかり元気になり、友達とも遊びに行けるようになったということです。ご飯、パン、麺は減らして、チーズ、野菜を食べているということでした。ドグマチールも中止しました。

翌年の平成27年1月には、BUN：6.7、中性脂肪：105、RBC：480、HGB：14・6、MCV：91・0、フェリチンは37と、中性脂肪は下がり、フェリチンは上昇しましたが、BUNは低下していました。

体調は良く、野菜とチーズをしっかり食べているということでしたが、低タンパクが続いているため、卵や肉、魚をしっかり食べるように指導しました。本人は、「もう何ともない、周りからも元気になったと言われる」ということでしたので、抗うつ薬ジェイゾロフトは中止し、鉄剤フェルムのみの処方になりました。

平成27年には妊娠の報告を受けましたので、再度、野菜は減らしてでも卵や肉、魚をしっかりと食べるように指導しました。

とくに誘因がないと思われるのに発症する、若い女性のうつ病の大多数は、この症例のような栄養障害です。この女性の場合にも、鉄・タンパク不足が原因で、うつ病を発症しましたが、栄養指導と鉄剤投与にて、9カ月で抗うつ薬を中止できました。フェリチンは9カ月で、27→37まで上がりましたし、MCVも順調に上昇しました。

20代の女性は、月経で鉄分を失うので、フェリチンはこのペースでしか増えない人が多いものです。高タンパク食を指示しても、女性の場合には太ることを気にして（低糖質・高タンパクの食事は実際には太らないのですが）、野菜に偏った食事内容になってしまうことがしばしばで、タンパク不足がなかなか改善しないのが残念です。この方の場合も、タンパクの摂取不足がフェリチン上昇の鈍さにも関係しています。その後もBUN10、フェリチン50を目標に、食事指導を進めていきました。

### バターに注目――糖質過食欲求が消失する

ココナッツオイルは、燃焼しやすい（＝体ですぐに使いやすい長さの）中鎖脂肪酸が豊富ということで、健康オイルとしてブームになりました。もちろん、食生活に取り入れるのはとても良いことだと思いますが、私の感覚としては、ココナッツオイルは摂取するとすぐに使えるが、すぐに切れる、という印象がありました。また、そのように報告されてもいます

（すぐにケトン体値が上がるが、すぐに下がる）。私は、以前から食卓でおなじみのバターの効果を素通りしてはもったいないと思っています。

私自身、糖質制限（断糖肉食）を5年以上継続して、ケトン体の値は500〜１０００で推移していました。平成26年10月に、ココナッツオイルを摂取してみました。一時的に体が温まる感じがしましたが、それ以上の変化は実感しませんでした。むしろ、すぐに燃焼してしまい、効果が持続しないような印象もありました。ただし、ケトン体は700から１２００に上がったので、ケトン体を増やす効果はあるようです。

その後、自分の体でもいろいろ試してみようと、「治療庵、楽道」というサイト（http://www.kaiten.jp/）の記事（ケトプロ食）を参考にして、発酵バターの摂取試験を開始しました。

朝は発酵バターをコーヒーに入れたバターコーヒーと、バターで焼いた卵焼き。昼はバター20〜30ｇをスープに入れて飲み、１日40〜50ｇを摂取してみたところ、劇的な体調の変化がありました。日中、まったく空腹にならないのです。

これは、脂肪酸エネルギーが持続的にミトコンドリアに供給されているからではないかと思います。エネルギーが充足しているようで、あえて昼食を食べる必要がないくらいお腹が空きません。

バターの摂取により、ミトコンドリアのクエン酸回路と電子伝達系に、脂肪酸燃料がつねに供給される、というわけです。これは「油を摂って油を燃やす」という原理だといえるでしょう。おかげで体重も落ちました。糖質制限をしても体重が思うように落ちない人は、バターを意識的に摂るのがよいと思います。

実際、患者さんにもバターの積極的摂取を勧めていますが、やはり、「バターを食べると糖質の過食欲求がなくなった」という声が続々と届きました。

糖質制限を始めてもうまくいかず、反動で糖質をドカ食いする人は多いようです。それは、糖質代謝から脂肪酸（ケトン体）代謝へのスイッチが入りにくいため、うまくいかないのではないかと考えます。先ほどご説明した、甘いものがやめられない人と同じ原理です。

一方、バターは、短鎖、中鎖、長鎖脂肪酸のバランスが優れており、長時間継続的にアセチルCoAに変換され、クエン酸回路にスムーズに入ります。そうなれば、長時間継続的にATPが満たされるため、その結果として糖質過食欲求がなくなると考えられるのです。糖質制限がうまくできない人、そして過食症の方には、バター摂取が望ましいと考えます。

ただし、鉄・タンパク不足である女性は、まずそちら（鉄・タンパク不足）の改善を優先してください。電子伝達系には鉄が必須ですから、鉄不足があるとうまく代謝できません。

## 糖質を控えると二日酔いになりにくい理由

アルコールの代謝には、ビタミンB1とナイアシンが必要です。これらが不足すれば、アルコール代謝の過程で、中間代謝産物のアセトアルデヒドが溜まり、二日酔いになってしまいます。

大量飲酒者であるアルコール依存症患者では、ビタミンB1不足によるウエルニッケ脳症、ナイアシン（ビタミンB3）不足によるペラグラを生じやすくなります。上記の治療には、ビタミンB1、ナイアシン入りの点滴が必要となります。

精製糖質を摂取すると、その代謝過程で、ビタミンB1をはじめとするB群が消費されます。電車の中でウトウトしている人、昼食後に眠くなる人は、糖質過剰摂取によるビタミンB1不足です。

しかし、糖質制限をすれば、ビタミンB1やナイアシン不足にならなくなり、アルコール代謝がスムーズになり、二日酔いにならなくなります。

また、糖質＋アルコール摂取では、ビタミンB1とナイアシン不足により、ピルビン酸が増え、乳酸蓄積、つまりがんになりやすくなります。

アルコールを飲むなら糖質はやめて、ビタミンＢ１やナイアシンの多い食材を食べればよいのです。具体的には、アルコールが代謝される８時間後までは、糖質を摂ってはいけません。飲んだ後にシメのラーメンを食べるのはご法度です。

糖質の多いビール、日本酒などの醸造酒は避け、飲むなら糖質のない焼酎やウイスキーなどの蒸留酒、糖質オフビールなどにします。水割りの水や氷はコントレックス（カリウムやマグネシウムが多く含まれています）、クエン酸割り（梅、レモンでＯＫ）がお勧めです。

私は万全を期して、週１回ベンフォチアミン（脂溶性ビタミンＢ１）、そして毎日、ナイアシンと、Ｂ50コンプレックス（Ｂ１が50㎎、Ｂ２が50㎎含まれています）を服用しています。

**【症例】５年間のベジタリアン生活のダメージはこんなに重い**

50代男性、40代女性の夫婦が来院されました。夫は10年前から、他院でうつ病の治療を受けておられました。妻は小さいころからのアトピーに悩まされていました。

５年前から夫婦で厳格なベジタリアン生活をしていたということですが、半年前から糖質制限を始め、タンパク質を積極的に摂り始めたといいます。

ご夫婦からうかがった食事内容です。

◇夫：牛肉200g、豚肉200g、卵3個、バター100g、牛乳200ml

◇妻：牛肉200g、卵3個、バター80〜150g、ヨーグルト200g、牛乳200ml

穀物などの糖質は、一切とっていないということでした。

血液検査を希望されましたが、夫の検査結果はとくに問題なし。一方、妻はアルブミン：3.9、BUN：10・6、フェリチンは8と、どれも低く、最重度の鉄・タンパク不足でしたので、鉄剤を処方しました。

玄米菜食やベジタリアンは、糖質の摂取自体は減るため、1〜2カ月の短期間であれば、体調が良くなることもあります。しかし、年単位の長期間では、重度なタンパク不足に陥ってしまいます。

とくに、毎月鉄・タンパクが失われる女性では、男性に比べて菜食の弊害が出やすくなります。本症例は、5年間のベジタリアン生活後、半年間高タンパク・低糖質の食事を行って、夫の方は血液検査で異常なしでした。半年間の高タンパク食で、直ちに改善したものと思われます。

しかし妻の方は、半年間の高タンパク食を行っても、フェリチン値は低く、最重度の鉄・タンパク不足状態でした。女性の場合、長期間の低タンパク食の悪影響は、食事を改善した後でも、データが改善するまでには、年単位の時間が必要なのかもしれません。

女性の玄米菜食やベジタリアンは、リスクが高すぎます。毎日3食、タンパク質をしっかりと摂る必要があるでしょう。

**【症例】母親は高タンパク食＋鉄サプリで3カ月で完治、子どもは小魚でミネラル補給**

30代後半の女性です。初診は28年4月でした。鉄不足が要因となり、母親はパニック障害、息子は自閉症＋多動となっていた例です。やはり息子にも最重度の鉄不足がありました。

初診より8年前の平成20年、女性は第1子（長男）を出産。妊娠中は貧血もなく、母子ともに問題ありませんでした。平成23年に第2子となる次男を出産後も、同様にとくに問題はありませんでしたが、パニック障害を発症しました。

平成25年、第3子（三男）を出産しましたが、この妊娠期間に貧血を指摘され、鉄剤のフェジン注射をしたといいます。産後、母親はパニック障害が悪化して、空間恐怖が強まってしまいます。三男も言葉の発達が遅れ、自閉症＋多動と診断され、病院で療育を受けることになりました。

平成28年4月4日に当院初診。母親の血液検査の結果は、RBC：489、HGB：10・4、フェリチンは4未満でした。抗うつ薬のジェイゾロフト、ドグマチール、抗不安薬メイラックスを処方し、肉、卵、チーズを中心に動物性タンパク質を多く摂るMEC食（Meet, Egg, Cheeseの略でMECといいます。沖縄のこくらクリニックの渡辺信幸先生が提唱していもす）を指導して、鉄サプリメントのNOWアイアン36mg（フェロケル）を開始しました。

三男も早急に小児科でフェリチンを調べてもらうように、母親に伝えました。

その後、母親は、薬の効果でパニック症状は消失しました。鉄剤フェルムを追加で処方しましたが、嘔気と下痢で継続できませんでしたので、鉄サプリメントのフェロケルを2錠に増量しました。

母親の話では、タンパク質摂取を意識して、毎日チーズや卵を食べているといいます。メイラックスも中止できました。

一方、自閉症＋多動の三男は、小児科で採血したところ、フェリチン20と、やはり子どもの値としては最重度の鉄不足が判明しました。すぐにカッとなりやすく、じっとしていることができません。三男には、同じ鉄サプリであるフェロケルの「アドバンスドフェロケル」

（27mg）の服用を推奨しました。これは母親の飲んでいるフェロケル（「NOWアイアン」〔36mg〕）に比べて錠剤が小さいので、3歳児でも飲めるはずです。

平成28年6月、母親の血液検査結果は、RBC：533、HGB：13・7、フェリチン：28と、かなり改善していました。フェロケル（NOWアイアン）の服用は継続中で、すっかり元気になり、息苦しさはまったくないとのことです。抗うつ剤のジェイゾロフト、ドグマチールを中止して、経過をみることにしました。

3歳の息子は、アドバンスドフェロケルはムカムカして飲めず、その後処方したインクレミンシロップ（鉄剤）もムカムカして飲めません。そこで、肉・卵・チーズ食に、毎日の小魚を継続したところ、3カ月が経過してかなり落ちついてきました。母親は、「以前とはぜんぜん違う。話す言葉が増えて、カッとしなくなった。じっと座っていられるようになった」と言います。3歳児の自閉症によ

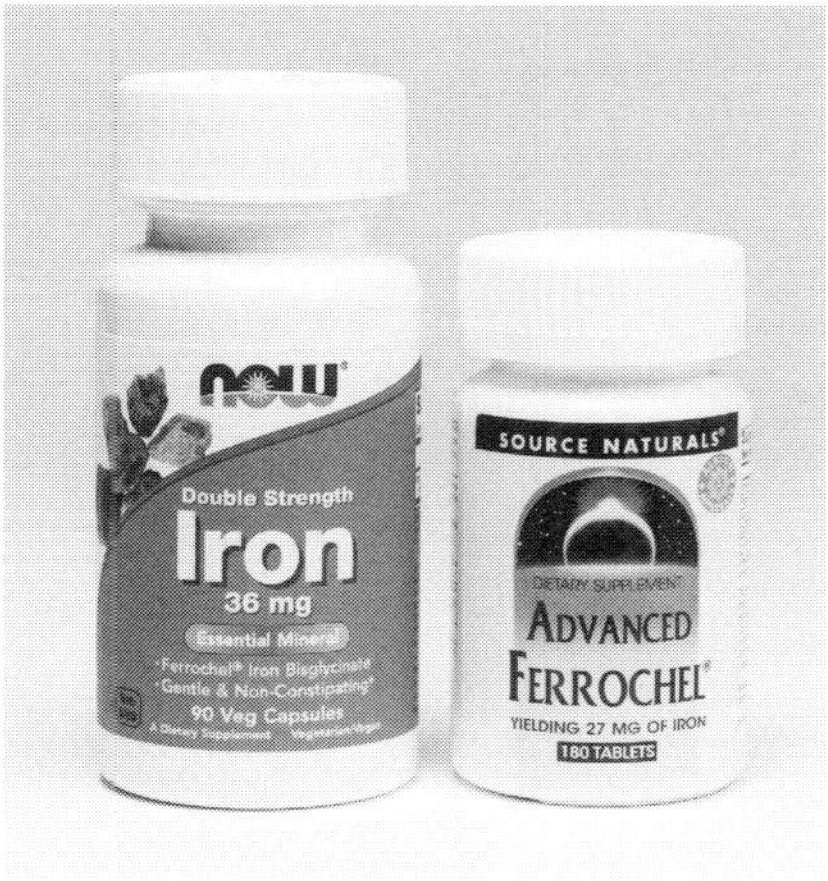

NOW アイアン（左）とアドバンスドフェロケル

る多動傾向が、食事により改善できている例です。

小魚でミネラル補給は、天然の「ミネラル処方」です。現在は、2人とも症状は改善し、治療は終了となっています。

## 生体には容易に鉄過剰症にならないシステムが備わっている

鉄不足を改善する食事について説明するにあたり、再度、鉄過剰症について言及しておきます。

鉄過剰症の診断は、フェリチン500以上です。日本人女性は、なかなかフェリチン値が上がりませんが、もし順調に上がって、フェリチン100に達したら、鉄剤を隔日投与にします。鉄剤を中止すると、数カ月でフェリチンは急低下してしまうからです。過剰症の危険はありません。

では、フェリチン100〜300の健常男性が、鉄剤を飲んだり赤身の肉を毎日たくさん食べたりすると、どうなるのでしょうか。これまでにもみてきたように、経口で鉄を摂取した場合には、人は必要な量の鉄のみを、腸管から吸収するシステムが備わっています。必要な量の鉄のみが、トランスフェリンというタンパク質と結合して吸収されるのです。そのため、フェリチン500以上の鉄過剰症には容易にはならないと考えられます。

地上の最初の生物であるシアノバクテリアが、鉄を触媒（補因子）として光合成を開始したころ、まだ空気中には酸素がなく、海水の中には今よりはるかに多くの鉄イオンが溶けていました。シアノバクテリアは、必要な鉄のみを吸収して、光合成を行っていました。必要以上の鉄を吸収する個体では、生き延びられなかったはずではないでしょうか。しかし次第に酸素が増えると、鉄イオンは酸素と結合し酸化鉄となり海底に沈んでゆき、現在では海水の鉄濃度は低下していることは、第3章で述べた通りです。

鉄に限らず、ミネラルが過剰になると、代謝異常が起こり、細胞が障害されるのは確かです。試験管の中の実験では、そのような報告はたくさんあります。

しかし、これは生体内で起こっていることとはまったく異なります。生体には、容易に鉄過剰症にならないシステムが備わっているのです。

繰り返しますが、鉄過剰になるのは、鉄剤（フェジン）の頻回静脈注射や、輸血など、直接血管内に鉄を入れるときです。つまり、トランスフェリンと結合していない裸の鉄イオンが入ってしまうことになり、これは体にとっては猛毒となります。生体は、鉄イオンが直接血管内に入ってくることには、まったく対応できていないからです。これは生体にとっては

「想定外」の行為であるといえます。

貧血の妊婦に、頻回にフェジンの静脈注射をするケースは多いですが、これは鉄が悪いのではなく、そういう医療が悪いのだと思います。

## ヘム鉄より安価で吸収も良い「キレート鉄」の威力

鉄剤を4年間継続しても、フェリチンが上がらない女性がいました。その方に、鉄のサプリメント（フェロケル）を処方したところ、1カ月間の投与でフェリチンが22も上昇しました。これには私も驚きました。

前にも何度か書きましたが、植物性の非ヘム鉄の吸収率は1〜5％、動物性のヘム鉄の吸収率は10〜20％といわれています。病院で処方できるフェルム、フェロミアなどの鉄剤は、じつはすべて非ヘム鉄です。非ヘム鉄による鉄剤は、嘔気や下痢などの消化器症状の副作用が出ることも多く、服用できない人もいます。

鉄剤が飲めない人には、鉄剤より吸収が良くて、消化器症状の副作用がない、ヘム鉄サプリが用いられることが多いようです。

しかし、効果が不十分な人が多いこと、また、価格がやや高価なことがネックになります。

フェロケルは、前にもご説明しましたが、鉄剤でもなく、ヘム鉄でもありません。米アルビオン社特許の、アミノ酸キレート鉄です。特殊キレート加工された鉄ですので、胃に優しく、便秘になりにくいというメリットがあります。キレート加工をすると、ミネラルの吸収率が数倍に跳ね上がるといわれています。実際、ヘム鉄で効果がなかった人が、フェロケルに替えて顕著な効果が出ることも多いです。

肉や魚などの「食事からのヘム鉄」には効果がありますが、サプリのヘム鉄は、臨床の場においてはあまり効果を実感できません。日本国内のサプリ市場では、ヘム鉄を中心に販売されていますが、高額なのに、効果が乏しいと思います。ヘム鉄サプリは私はお勧めしません。ヘム鉄は海外ではまったく使われていません。海外では鉄サプリといえばフェロケル、これが常識です。

## サプリメントの必要性について

当院で指導するサプリメント療法は、前にも触れましたが、分子栄養学を日本で最初に立ち上げた三石巌先生の理論を基にしています。三石先生は物理学を専攻された先生で、メガビタミン療法（治療や予防のために大量のビタミンを投与する栄養療法）の重要性を、最初に提唱した方でもあります。

三石先生は、私が最も尊敬する科学者です。また、日本において、いち早く栄養療法を治療に取り入れている、新宿溝口クリニック・溝口徹先生のご著書でも、たくさん勉強させていただき、大いに参考にさせていただいています。

栄養療法は、カナダのエイブラム・ホッファー博士によって広められた療法で、ホッファー著『Orthomolecular Medicine For Everyone』などは、原文で読んでおりますが、細部に新しい発見があり、これらを参考にして、治療理論が統合されつつあります。

本書の中では、細かいビタミンの摂取の仕方にはあまり触れていませんが、その理由は、まず治療の順序として、「高タンパク＋鉄」が先であることをご理解いただくためです（実際には、鉄以外にも、エネルギー代謝の補酵素や補因子の、ビタミンB群、ビタミンC、マグネシウム〔Mg〕などの重要性も感じており、摂取をお勧めしています。また、栄養療法では、鉄の処方の仕方についても、さらに奥深く細かい議論もされています）。

最後に、ホッファー博士の著書より、ビタミンについての大切な記述をご紹介しておきます。

◇ほとんどの女性は、血中ビタミンB濃度が低い。
◇とくに、ビタミンB6、葉酸、ビタミンCの濃度が低い。
◇ビタミンEの服用により、心血管病変は40％減らすことができる。
◇ビタミンC500mgの服用により、心疾患の死亡率は42％減少し、すべての病気による死亡率を35％減少できる。
◇サプリメント服用により、血中ホモシステイン値（タンパク質の一つで、数値が高いと動脈硬化を起こしやすくなる）を下げ、CRP（炎症や組織細胞の破壊が起こると血中に増加するタンパク質）を下げ、中性脂肪を下げ、HDL（善玉）コレステロールを上昇させることができる。
◇脳においては、ビタミンC、ナイアシン（ビタミンB3）濃度と、脳のレセプター機能との間に、大きな相関がある。濃度が高いほど、脳の働きが向上する。

人は、ビタミンCの合成能力を失っています。ナイアシン合成能力も失いつつあります。1mgのナイアシンは、60mgのL－トリプトファン（必須アミノ酸）から合成されますが、それでは非常に効率が悪いのです。

体が要求するビタミン量というのは、人により先天的に決まっているものです。確率的親和力が低い代謝酵素を持っている場合、多くのビタミンがないと、代謝は進まないでしょう。また、ビタミンの必要量は、加齢により増えていきますし、心理状態が悪化することによっても増え、ストレスでも増えます。

長期間のビタミン不足や栄養失調の場合は、なおのこと、治療においては極めて高用量のビタミンの必要性があります。栄養状態の悪化によっては、通常の100倍の量のビタミンが必要ともなります。

ビタミン依存症（通常の治療量をはるかに超える量を投与しないと、ビタミンの欠乏症状を起こす遺伝性疾患）と呼ばれるいくつかの疾患がありますが、これについても、先天的な部分が大きいのは確かですが、加齢や食事内容、服薬、疾病の合併によっても引き起こされます。

第二次世界大戦中に、捕虜収容所で栄養失調となった兵士は、その治療のために、極めて高用量のナイアシン投与が必要であったといわれています。

ビタミン、ミネラルの最低必要量を書いておきましょう。

**ビタミン、ミネラルの1日あたりの最低必要量**

【ビタミンB1】25mg／【ビタミンB2】25mg／【ビタミンB3（ナイアシン）】300mg

【ビタミンB6】25mg／【葉酸】2000mcg／【ビタミンB12】500mcg

【ビタミンC】200mg／【ビタミンD3】1500IU／【ビタミンE】200IU

【亜鉛】25mg／【マグネシウム】500mg／【セレン】200mcg／【クロム】200mcg

これらを、食事だけで摂取するのは難しいでしょう。ですから、サプリメントは必要なのです。

# おわりに

私が栄養療法の価値に気付き、治療に取り入れ、そしてその成果をFacebookなどで伝えはじめてから、より実感するようになったことがあります。それは、忙しく働いている医師や看護師ほど、栄養について知らない、ということです。

多忙な病院での仕事の合間に食べるものは、どうしても、手軽なおにぎりやパン、カップ麺になりがちです。かつての私もそうでした。短い休憩時間にカップ麺を急いですすった午後、どうしようもない眠気や倦怠感、だるさに襲われることがよくありました。今思えば、鉄・タンパク不足、そして機能性低血糖を起こしていたのだと思います。

当院には、看護師で、うつやパニックを発症した方がよく受診されます。原因として、職場や家庭でのストレスももちろん考えられますが、やはりその不調の前提として、栄養の不足があることをひしひしと感じています。医療に携わっていながら栄養のことについて知らず、そのために辛い思いをされている方が多いのです。

医師や看護師の方々には、ぜひ、鉄・タンパク質をはじめとした栄養を積極的に摂取することの大切さを知ってほしいと思います。そして患者さんに接するときに、病気を見るだけでなく、その人に本当に必要な栄養が足りているかという視点を持ってほしいと願います。

一方で、一般的には、最近ではまだ一部の人にではありますが、オーソモレキュラーをはじめとした栄養療法も注目されるようになってきました。

しかし、こうした栄養療法を取り入れる上で、気を付けなければならないことがあります。栄養療法は欧米発祥のものが多いのですが、日本人と欧米人とでは、食べているものがまったく異なるということです。そのため、不足する栄養素の違いに注意する必要があるのです。

以下、日本人が栄養療法を取り入れる上で注意すべきことを挙げておきます。

①日本人ではタンパク不足があるということ。

欧米人は、日本人の3倍ともいわれる量の肉を食べますので、栄養療法の教科書にも、タンパク不足の記載は少ないものです。これに対して、現在「バランスが良い」とされている日本食では、全員がタンパク不足になります。このことに注意してください。

②日本人では鉄不足があるということ。

本文でも述べた通り、欧米では小麦粉などに鉄を入れているので、鉄不足の記載は少ないものです。日本ではそのような対策は取られていないため、鉄不足が深刻で、とくに15〜50歳の女性の99％は鉄不足です。このことをよく認識してください。

③日本人ではビタミンB１不足があるということ。

お米を主食にする日本人は、小麦を食べる欧米人よりも、ビタミンB１不足になりやすいものです。欧米では小麦粉に、鉄だけでなく、ビタミンB１、B２、ナイアシン（B３）も付加しています。日本人は全員ビタミンB１不足といっていいと思います。

④日本人ではオメガ３系の油の不足は少ないということ。

魚介類を食べるとオメガ３脂肪酸が補給されます。欧米人はあまり魚介類を食べませんので不足しがちですが、日本人ではそれほど不足しません。

本文でも述べましたが、いろいろな栄養を付加する前に、何よりもまず、鉄・タンパク不足の改善、ビタミンB１不足の改善が必要だ、ということを理解してください。このことを最後まで強調して、筆を擱《お》きたいと思います。

藤川　徳美

## 参考文献（一般書を中心に掲載いたします）

三石巌『三石理論による健康自主管理システム1～5』阿部出版、2005～6年
三石巌『三石巌全業績3　分子栄養学序説』現代書林、1984年
江部康二『主食をやめると健康になる』ダイヤモンド社、2011年
夏井睦『傷はぜったい消毒するな』光文社新書、2009年
溝口徹『脳から「うつ」が消える食事』青春出版社、2010年
姫野友美『心療内科に行く前に食事を変えなさい』青春出版社、2010年
宗田哲男『ケトン体が人類を救う』光文社新書、2015年
新井圭輔『糖尿病に勝ちたければ、インスリンに頼るのをやめなさい』幻冬舎、2016年
吉田たかよし『宇宙生物学で読み解く「人体」の不思議』講談社現代新書、2013年
畠山重篤『鉄は魔法つかい』小学館、2011年
松永勝彦『森が消えれば海も死ぬ』講談社、2010年
宮本英昭、橘省吾、横山広美『鉄学　137億年の宇宙誌』岩波書店、2009年
高井研『生命はなぜ生まれたのか』幻冬舎新書、2011年

長沼毅『鉄といのちの物語』ウェッジ、２０１４年
矢田浩『鉄理論＝地球と生命の奇跡』講談社現代新書、２００５年
近藤誠『乳ガン治療あなたの選択——乳房温存療法のすべて』三省堂、１９９０年
キャロリン・ディーン『奇蹟のマグネシウム』熊本出版文化会館、２００９年
齋藤宏『鉄代謝異常の臨床——鉄の欠乏から過剰まで』医薬ジャーナル社、１９９９年
Abram Hoffer: *Orthomolecular Medicine For Everyone*, Basic Health Pubns, 2008

著者Facebook　https://www.facebook.com/tokumi.fujikawa
著者ブログ（「精神科医こてつ名誉院長のブログ」）　https://ameblo.jp/kotetsutokumi/
メガビタミングループFacebook　https://www.facebook.com/groups/1727173770929916/

藤川徳美（ふじかわとくみ）
1960年、広島県生まれ。医学博士。'84年、広島大学医学部卒業。広島大学医学部附属病院精神神経科、県立広島病院精神神経科、国立病院機構賀茂精神医療センターなどに勤務。うつ病の薬理・画像研究や、MRIを用いた老年期うつ病研究を行い、老年発症のうつ病には微小脳梗塞が多いことを世界に先駆けて発見する。2008年に「ふじかわ心療内科クリニック」（広島県廿日市市）を開院。気分障害、不安障害、睡眠障害、ストレス性疾患、認知症に対して多面的な治療法を採用しながら治療にあたっている。

うつ・パニックは「鉄《てつ》」不足《ぶそく》が原因《げんいん》だった

2017年7月20日初版1刷発行
2022年1月20日　8刷発行

著　者 ── 藤川徳美
発行者 ── 田邉浩司
装　幀 ── アラン・チャン
印刷所 ── 萩原印刷
製本所 ── ナショナル製本
発行所 ── 株式会社光文社
東京都文京区音羽1-16-6(〒112-8011)
https://www.kobunsha.com/
電　話 ── 編集部03(5395)8289　書籍販売部03(5395)8116
業務部03(5395)8125
メール ── sinsyo@kobunsha.com

 ISBN 978-4-334-03998-1

891
## 世界のエリートはなぜ「美意識」を鍛えるのか？
### 経営における「アート」と「サイエンス」
山口周

論理的・理性的な情報処理スキルだけでは戦えない！――複雑化・不安定化し先の見通せない世界で、「自己実現的消費」が主流になる中、クオリティの高い意思決定をし続けるには？

978-4-334-03996-7

892
## 本を読むのが苦手な僕はこんなふうに本を読んできた
横尾忠則

「この本の中に、僕の考えてきたことがすべて入っています」（横尾さん）。朝日新聞に八年にわたって掲載された人気書評を書籍化。仕事と人生のヒントがいっぱい詰まった一三三冊。

978-4-334-03997-4

893
## うつ・パニックは「鉄」不足が原因だった
藤川徳美

あなたの不調は、鉄・タンパク不足の症状かもしれない。うつやパニック障害の患者を栄養改善で次々に完治させている精神科医が、日本人の深刻な鉄不足と鉄摂取の大切さを説く。

978-4-334-03998-1

894
## 灯台はそそる
不動まゆう

今日も一人で海に立つ小さな守り人。その姿を知ると愛さずにいられない。省エネにより崖っぷちに立たされる今、灯火を守るファンを増やすため〝灯台女子〟が魅力を熱プレゼン！

978-4-334-03999-8

895
## アウトローのワイン論
勝山晋作
writing 土田美登世

「おいしいからいい。おいしくしたいなら自然に造るのがいい」――昭和の時代から活躍するワインの伝道師が初めて語る、固定観念に縛られないワインの楽しみ方と、その行き着く先。

978-4-334-04301-8